CHEF
MEDICINAL

CHEF MEDICINAL

Digestão

Alimentos benéficos e receitas para o dia a dia

DALE PINNOCK

TRADUÇÃO
Luís Henrique Fonseca

EDITORA SENAC SÃO PAULO – SÃO PAULO – 2017

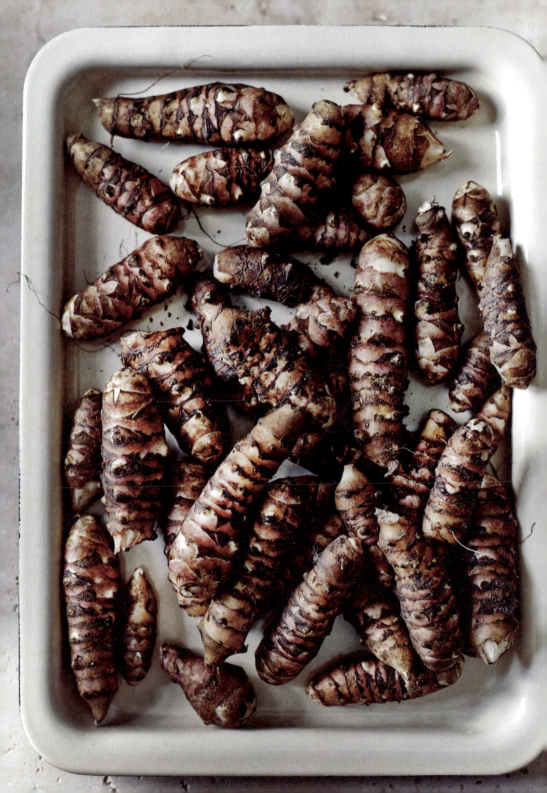

SUMÁRIO

DE TODOS OS PROBLEMAS COTIDIANOS QUE UM MÉDICO PODE TER DE LIDAR DIARIAMENTE EM SEU CONSULTÓRIO, PROBLEMAS DIGESTIVOS CERTAMENTE ESTÃO NO TOPO DA LISTA.

No Reino Unido, estima-se que 9 milhões de pessoas sofram de algum tipo de problema digestivo, seja ele permanente ou passageiro.[1] Pode ser que os ingleses sejam vistos pelo resto do mundo como uma nação de pessoas um tanto obcecadas com suas funções digestivas...

De todas as formas, essa praga crescente de enfermidades digestivas é compreensível. Nosso sistema digestório é a comunicação entre o mundo moderno externo e o funcionamento interno de nosso corpo. Dessa forma, ele acaba se expondo a todos os tipos de alimentos, muitos dos quais são bastante estranhos para ele. Pilhas e pilhas de comida processada, refinada, cheia de açúcar e aditivos. Bebidas borbulhantes esquisitas. Litros de bebidas alcoólicas. Tudo isso, sejamos sinceros, está bastante presente na vida moderna. De fato, não há tantos de nós assim que se esforçam conscientemente para evitar o excesso dessas coisas. Porém, elas causam inúmeras formas de caos digestivo, de simples irritações a respostas alérgicas, desencadeando inflamações. E só estamos falando de alimentação.

---

[1] No Brasil, cerca de 20% a 40% da população sofre de má digestão, de acordo com a Sociedade Brasileira de Endoscopia Digestiva – SOBED. (N.E.)

O sistema digestório é também muito sensível a crises de estresse. Em uma semana na Terra nos dias de hoje, passamos por mais reações de estresse do que jamais havíamos encontrado ao longo de nossa evolução. O estresse pode gerar um impacto negativo enorme em sistemas do nosso corpo, especialmente na digestão.

Portanto, apesar desses ataques constantes, será que o cenário pode ser melhorado de alguma forma para aqueles que sofrem de problemas intestinais? A resposta curta é: sim. A maior parte das reclamações de problemas digestivos, exceto casos sérios de doença inflamatória intestinal, pode ser erradicada ou no mínimo controlada com eficácia a partir de alterações no ambiente. Com isso, não quero dizer que se deva viver em uma redoma ecológica. Eu me refiro à mudança do ambiente interno ao qual o sistema digestório é exposto. Dentro das circunstâncias corretas, o sistema digestório se corrige rapidamente. Estamos começando a compreender melhor as causas e os gatilhos das questões digestivas do mundo moderno, e pequenas mudanças na dieta frequentemente se provam muito efetivas. É esse o objetivo deste livro. Ele lida com os problemas digestivos mais comuns que nos assombram. Também traz consigo uma visão geral das estratégias alimentares para combatê-los e, em seguida, coloca essas informações em prática, com receitas saborosas e fáceis.

O SISTEMA DIGESTÓRIO

Sinto que a melhor maneira de entender suas preocupações com a saúde é descobrir mais sobre o funcionamento de seu corpo e como tudo muda quando surge um problema. Esse é um tema constante no meu trabalho, o que faz sentido. Esse conhecimento o ajudará a desenvolver uma compreensão sobre seu corpo que permitirá que você tome decisões melhores e mais conscientes a longo prazo, além de entender melhor o que pode estar acontecendo dentro de você. Exploraremos o funcionamento do sistema digestório para que você crie uma imagem completa do que acontece nele e perceba o que pode estar com problemas, no seu caso. Claro, se você já estiver familiarizado com tudo isso, siga em frente. Caso contrário, separe algum tempo para ler esta seção, pois ela o ajudará a compreender o restante. Falaremos apenas o fundamental, então não se preocupe, pois não será um texto científico maçante, apenas uma visão geral para que tudo faça mais sentido.

O que é o sistema digestório? Bem, em termos bem simples, ele converte o que comemos em substâncias que podem realmente ser absorvidas de forma segura por nosso corpo e executar diversas funções. Assim que ingerimos um alimento, ele não pode entrar no corpo fora do trato digestório. De fato, se entrasse, daria início a uma reação alérgica de proporções que você não acreditaria. O alimento precisa passar por uma série de transformações para que nutrientes e complexos nutritivos sejam extraídos e possam sair com segurança do trato intestinal, para então seguir até as células e os tecidos em que serão utilizados.

A BOCA

Esta é obviamente a primeira fase do processo de digestão, conforme nosso alimento segue seu caminho até o sistema digestório, sujeito a muitos processos de coleta de nutrientes. O primeiro elemento que ocorre aqui é, claro, a digestão mecânica: a mastigação. Ela serve para quebrar o alimento em pedaços menores, criando mais superfície de contato para as secreções digestivas (enzimas e outras substâncias) começarem a trabalhar. Esse aumento na superfície de contato para maximizar a capacidade de digestão se repete por todo o sistema digestório. A digestão é uma atividade que exige muito do corpo, então é preciso que seja o mais eficiente possível para economizar energia e garantir que não haverá desperdício de nutrientes importantes. Mastigar é uma parte essencial do processo, mas você ficaria surpreso com quão poucas pessoas realmente mastigam bem o que comem. Definitivamente, vale a pena fazer um esforço para mastigar melhor. Mas não se preocupe, não vou começar a falar como a maioria daqueles livros sobre "saúde", que dizem para você mastigar trinta vezes cada garfada. Já tentei. É chato, impossível de se manter focado e bastante desagradável, a não ser, é claro, que você queira babar descontroladamente como os cães de Pavlov. Basta um esforço consciente para não engasgar nem engolir comida sem mastigar.

A digestão mecânica não é a única coisa que acontece na boca. Também há um processo sutil de digestão química. Produzimos saliva em nossa boca. Cerca de 90% dela é água, mas ela também contém algumas enzimas digestivas suaves. A mais importante é a amilase salivar. Ela serve para quebrar alguns dos açúcares mais simples, que podem ser absorvidos rapidamente. Você pode sentir isso pessoalmente quando come algo como um pedaço de pão ou de batata. Mastigue algumas vezes e verá que começa a ficar adocicado. Isso é a amilase salivar em ação, liberando os açúcares simples que detectamos na forma de doçura. A saliva também serve para lubrificar o alimento, deixando-o mais fácil de engolir. Essa mistura de alimento com saliva, chamada de bolo alimentar, passa da boca para o esôfago.

O ESÔFAGO

O esôfago é um tubo muscular flexível entre a boca e o estômago. Ele não cumpre nenhum papel na digestão ou na absorção física do alimento. Sua função é apenas o transporte entre duas regiões do trato digestório. Essa distância entre a boca e o estômago existe por um bom motivo, pois as secreções estomacais são muito corrosivas e poderiam causar danos rapidamente às membranas bucais (além dos dentes, é claro), então é melhor que fiquem separados. A superfície interna do esôfago secreta um muco fino que ajuda no transporte do bolo alimentar da boca ao estômago.

O ESTÔMAGO

O estômago é um órgão que se assemelha a um saco em forma de J e fica abaixo do diafragma. Sua função principal é realizar certos processos de digestão mecânica e química do alimento. Além disso, atua como uma câmara de contenção. Podemos encará-lo como um intermediador entre o esôfago e o intestino delgado, em que ocorre a maior parte da digestão e absorção. Como uma refeição pode facilmente ser ingerida muito mais rápido do que o tempo levado pelo intestino para quebrar e digerir esse alimento, o estômago segura esse alimento em sua câmara, liberando-o pouco a pouco para o intestino delgado, em intervalos regulares. O estômago é basicamente um ambiente ácido, com células em sua parede interna que servem tanto para medir a acidez quanto para secretar ácido clorídrico em seu interior. O grupo alimentar que passa pela digestão mais significativa nesse momento é o das proteínas, mas falaremos sobre isso mais tarde.

Logo depois da chegada do alimento ao estômago pelo esôfago, iniciam-se movimentos ondulantes sutis a cada intervalo de 15 a 25 segundos, de forma controlada e orquestrada, para manter o alimento em movimento, misturando-o com as secreções liberadas pelo estômago. Essa ação transforma o conteúdo do estômago em uma mistura pegajosa mais líquida, chamada de quimo. Conforme o quimo se move pelo estômago, acaba chegando ao piloro. Nessa área, há um anel muscular chamado de esfíncter pilórico, que fica quase completamente fechado e controla a saída do alimento do estômago para o intestino delgado. Conforme o quimo chega ao piloro, as contrações ondulantes se tornam mais fortes, forçando uns poucos milímetros de quimo por vez para fora do estômago e para dentro do intestino. Esse gotejamento de quimo no intestino torna a digestão mais controlável e eficaz, já que o intestino apenas consegue lidar com uma quantidade pequena de alimento por vez.

O PÂNCREAS

O pâncreas é uma glândula com aproximadamente 12 a 15 cm de comprimento, localizada logo atrás do estômago. Ele produz surpreendentes 1,2 a 1,5 ℓ de sucos pancreáticos todos os dias; um feito impressionante para um órgão tão pequeno. Esse suco é um líquido incolor e translúcido, formado em sua maior parte por água, alguns sais, bicarbonato de sódio e uma variedade de enzimas. O teor de bicarbonato de sódio torna o líquido alcalino. Lembre-se de que o estômago é um ambiente ácido, então tudo que sai dele também será, o que pode causar danos a outras partes do trato digestório. O suco pancreático se mistura ao quimo que acaba de sair do estômago pelo esfíncter pilórico e ajuda a neutralizar os sucos ácidos presentes no quimo. O intestino delgado é alcalino, e essa mistura inicial prepara o quimo para esse ambiente. As enzimas presentes nos sucos pancreáticos incluem, para nomear apenas algumas, a amilase pancreática – que digere carboidratos e enzimas, como tripsina e quimotripsina, que digerem proteínas – e a lipase pancreática, a maior enzima de digestão de gorduras.

O suco pancreático entra no intestino delgado por cima, por meio do duto pancreático, que se junta ao duto biliar comum. Essas duas substâncias fluem para dentro do intestino ao mesmo tempo e no mesmo local do quimo, conforme sai do estômago. A bile também aumenta a alcalinidade do quimo.

O SISTEMA DIGESTÓRIO

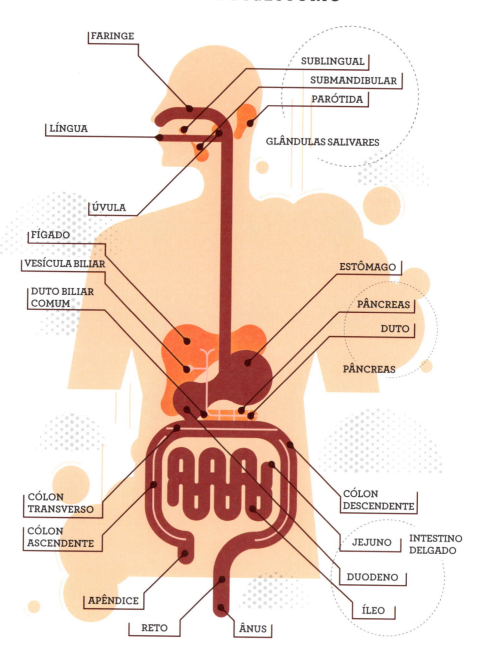

FARINGE

SUBLINGUAL

SUBMANDIBULAR

PARÓTIDA

GLÂNDULAS SALIVARES

LÍNGUA

ÚVULA

FÍGADO

VESÍCULA BILIAR

ESTÔMAGO

DUTO BILIAR COMUM

PÂNCREAS

DUTO

PÂNCREAS

CÓLON TRANSVERSO

CÓLON DESCENDENTE

CÓLON ASCENDENTE

JEJUNO

INTESTINO DELGADO

DUODENO

APÊNDICE

ÍLEO

RETO

ÂNUS

O FÍGADO E A VESÍCULA BILIAR

O fígado é a glândula mais pesada do corpo, pesando cerca de 1,5 kg. A vesícula biliar é um saco em forma de pera encaixado em uma depressão atrás do fígado. As funções do fígado são extremamente vastas e vão além de simples funções digestivas. Ele fabrica proteínas; quebra, metaboliza e remove toxinas; e também junta nutrientes. Depois do cérebro, o fígado é o órgão mais importante do corpo. Para ser sincero, o papel do fígado é tão vital para a sobrevivência que eu diria que é tão importante quanto o cérebro. Em termos de digestão, o fígado é o local de produção da bile. Os hepatócitos (células do fígado) podem secretar de 800 ml a 1 ℓ de bile por dia. Esse fluído é composto por ácidos biliares, sais biliares, colesterol, uma substância chamada lecitina e outros produtos metabólicos. Uma coisa curiosa da bile é que ela é metade suco digestivo, metade substância excretora (transporta resíduos do fígado para o intestino para que sejam removidos). Os sais da bile ajudam a emulsificar as gorduras. Isso significa que eles quebram as gorduras em gotículas, sobre as quais a lipase pancreática agirá. Quando a gordura se encontra em gotículas dessa forma, é mais fácil para o corpo quebrá-las e digeri-las, em vez de digerir lentamente uma gota grande de óleo. A bile é liberada na parte superior do intestino delgado quando o quimo entra, chegando do estômago. A acidez do quimo estimula a secreção de um hormônio chamado colecistocinina, que causa a contração da parede da vesícula biliar, que, por sua vez, espreme a bile pelo duto.

O INTESTINO DELGADO

É a parte mais longa do trato digestório, consistindo em uma massa de tubulação curvada e enrolada. Ele é composto de três regiões: o duodeno, o jejuno e o íleo. O intestino delgado é a estrutura do sistema digestório em que ocorre a maior parte da digestão e absorção, portanto suas paredes são desenvolvidas para maximizar esse trabalho. A superfície interna é formada por milhões de projeções similares a dedos. Isso aumenta a superfície de contato do intestino que fica disponível para a absorção de nutrientes. Dentro dessas projeções em forma de dedos, há vasos

"Há um impacto na saúde assim que você coloca algo na boca, seja positivo ou negativo. Quando há algum problema no sistema digestório, o corpo inteiro pode ser afetado."

DR. MOSARAF ALI

sanguíneos que levam esses nutrientes embora, assim como vasos linfáticos especializados, chamados de capilares linfáticos, que absorvem e transportam gorduras. Na superfície dessas projeções, encontram-se milhões de outras projeções microscópicas, chamadas de microvilosidades. Elas aumentam a superfície de contato ainda mais, elevando a quantidade de nutrientes que podem ser absorvidos durante seu movimento pelo intestino. Conforme o alimento se move pelo intestino, ocorre uma série de contrações e movimentos rítmicos sistematizados na parede intestinal, misturando o quimo com os sucos digestivos e garantindo que as partículas de alimento e nutrientes entrem em máximo de contato possível com as superfícies absortivas do intestino.

Há muitas enzimas nas secreções intestinais que quebram tipos diferentes de alimento, como a amilase, a sacarase e a lactase, que digerem açúcares e carboidratos; a tripsina e a quimotripsina, que digerem proteínas; e a lipase, que digere gordura. Mais adiante, detalharei a digestão de cada grupo de alimento. Depois que os nutrientes são liberados do alimento que ingerimos, eles são absorvidos de diferentes formas. Açúcares e gorduras simples se movem pela parede do intestino por mera difusão, seguindo facilmente adiante. Açúcares simples entram na corrente sanguínea por pequenos vasos nas vilosidades, enquanto as gorduras são difundidas para vasos linfáticos específicos, chamados de capilares linfáticos. Os aminoácidos, base para a construção de proteínas, são absorvidos por "transporte ativo". Isso significa que estruturas especiais na superfície das vilosidades se ligam a eles e os carregam, também levando-os ao fígado.

O INTESTINO GROSSO

O intestino grosso de fato tem menos relação com a digestão e quebra, se comparado às outras regiões do trato digestório; funciona mais como um lugar para absorção de último minuto, além de pegar o que foi deixado e levar para fora! Quando o quimo deixa o intestino delgado e passa para o intestino grosso, uma das primeiras coisas a acontecer é que a água restante do quimo passa a ser absorvida pela parede intestinal. Cerca de 90% da água é absorvida no intestino delgado, mas muito do que sobra é absorvido no intestino grosso. Isso deixa o quimo mais sólido e ele se torna... você adivinhou... fezes. As paredes do intestino grosso são muito mais lisas que as do intestino delgado, e bastante equipadas para empurrar as fezes adiante, deixando-as prontas para serem eliminadas do corpo. Um dos recursos mais notáveis da parede do intestino grosso são as glândulas secretoras de muco, que lubrificam o conteúdo para facilitar sua passagem. Outra característica digna de nota é a musculatura das paredes. Os músculos contraem com força, em ondas rítmicas chamadas movimentos peristálticos (que ocorrem por todo o trato digestório, com mais força no intestino), empurrando as coisas adiante.

Os aspectos digestivos mais importantes que ocorrem no intestino grosso são realizados pelo que eu pessoalmente vejo como outro órgão digestivo. Esses heróis esquecidos do trato digestório são a microbiota intestinal.

"Microbiota intestinal" se refere à população diversa de bactérias que proliferam no nosso sistema digestório. O trato digestório não é um tubo estéril, mas na verdade um lar para uma rede complexa de vida bacteriana. Pode soar um pouco horripilante, mas na verdade existe uma relação simbiótica (benefício mútuo/dependência) com essa colônia bacteriana complexa, que é absolutamente vital. Acredite ou não, podem existir cerca de 300 a 1.000 cepas diferentes de bactérias vivendo no nosso intestino. Esses organismos nos ajudam de inúmeras formas. Uma de suas tarefas mais simples é quebrar certos tipos de carboidratos que, caso contrário, seriam inúteis para o corpo. Isso é feito por meio de um processo chamado de fermentação sacarolítica, que transforma carboidratos em ácidos graxos de cadeia curta que, por sua vez, ajudam no metabolismo celular, na absorção de nutrientes e até no reparo local de tecidos. Estimular esse processo é na verdade um objetivo terapêutico específico para certas questões digestivas, como veremos mais adiante neste livro. Há algumas evidências sugerindo que a produção de ácidos graxos de cadeia curta por meio de bactérias pode prevenir a doença inflamatória intestinal, ao mesmo tempo em que se acredita que certos tipos de bactérias atuem como anti-inflamatórios locais ou mediadoras de ações inflamatórias.

As "bactérias boas", como ficaram conhecidas, têm ainda um papel defensivo. Por muito tempo já se sabia que eram uma parte vital para a imunidade do intestino, pois são uma das primeiras barreiras entre elementos patogênicos entrando através do trato digestório e as outras áreas internas do corpo. Elas criam uma defesa localizada imediata. Porém, percebeu-se nos últimos anos que o efeito da microbiota intestinal na imunidade é muito maior do que apenas local: sabemos agora que a colônia de bactérias no intestino pode influenciar a imunidade sistemicamente. Bactérias no seu intestino podem literalmente influenciar um glóbulo branco. Também sabemos que a microbiota intestinal está envolvida no desenvolvimento imunológico de bebês e crianças. A microbiota intestinal é, na minha opinião, um dos aspectos mais vitais da saúde intestinal de forma geral e, independente da questão intestinal sendo trabalhada, sustentar a microbiota intestinal sempre faz parte do meu protocolo.

A DIGESTÃO DE NUTRIENTES

Pode não ser completamente necessário saber todos os detalhes da digestão, mas é certo que conhecer bem os aspectos fundamentais, como sempre procuro reforçar, dará a você uma boa visão geral do que está acontecendo com o seu corpo no dia a dia, o que sempre ajuda a compreender um pouquinho mais o que pode estar errado, se houver preocupações específicas.

CARBOIDRATOS E SUA DIGESTÃO

Carboidratos são os macronutrientes fornecidos por boa parte dos nossos alimentos diários ricos em amido, como pães e batatas. Há carboidratos de todas as formas e tamanhos, e realmente incluem casos bons, maus e feios. A questão principal, porém, é que os carboidratos são digeridos para liberar seus componentes menores: os açúcares! Todos os carboidratos que consumimos possuem estrutura e complexidade variados. Alguns alimentos ricos em carboidratos possuem muitas fibras e pouquíssimos elementos realmente digeríveis, que possam ser absorvidos sob a forma de açúcares. Outros são muito simples, como açúcares prontos ou quase prontos para uso imediato, ou alimentos que requerem muito pouco esforço digestivo para liberar esses açúcares. Os carboidratos mais complexos são chamados polissacarídeos, o que quer dizer que são uma combinação muito complexa de vários açúcares ligados (poli = muitos, sacarídeo = açúcar). Os um pouco mais simples costumam vir na forma de dissacarídeos, enquanto os mais simples de todos os açúcares são os monossacarídeos, como a glicose.

BOCA:

A digestão dos carboidratos começa na boca. Quando mastigamos o alimento, secretamos saliva. Isso serve para dois propósitos. Primeiro, amolece o alimento e o lubrifica para que seja mais fácil de engolir. Além disso, a saliva contém uma enzima útil chamada amilase salivar.

Essa enzima dá início aos primeiros passos para a digestão dos carboidratos. Ela começa a quebrar amidos em dissacarídeos. Você já pode ter percebido que, quando mastiga algo como uma batata assada, passa a detectar uma doçura na boca bem rapidamente. Esse sabor adocicado vem dos açúcares sendo liberados pela amilase salivar. Essa enzima de forma alguma libera todos os açúcares, ela apenas alivia um pouco o fardo das enzimas posteriores.

ESTÔMAGO:

Pouquíssima digestão de carboidratos se dá neste órgão. O estômago é um ambiente ácido e não há enzimas no suco gástrico para quebrar as ligações complexas dos polissacarídeos. Porém, o ácido pode quebrar o dissacarídeo sacarose (aquela coisa granulada que você coloca no chá) nos monossacarídeos frutose e glicose. Dependendo da composição de uma refeição, os alimentos podem permanecer no estômago por até seis horas (embora o tempo médio seja de apenas três a quatro horas), sendo liberados de pouco em pouco. Assim que o alimento sai do estômago, entra no intestino delgado, dando continuidade à digestão dos carboidratos.

INTESTINO DELGADO:

Uma vez que o alimento sai do estômago, ele entra no intestino delgado. Nesse momento, o pâncreas libera seu suco, que contém uma enzima chamada amilase pancreática (o irmão mais velho durão da amilase salivar), que quebra polissacarídeos (dependendo da composição) em dissacarídeos – sacarose, lactose e maltose são os mais comuns. Conforme passam pelo intestino delgado, as paredes intestinais começam a secretar enzimas mais específicas, chamadas sacarase, lactase e maltase, que quebram esses dissacarídeos em seus componentes monossacarídeos, agora prontos para serem absorvidos. Açúcares passam pelas vilosidades na parede do intestino e entram diretamente na circulação por meio das vênulas (veias pequenas com formato especial), dentro das vilosidades. Esse processo é chamado de "transporte passivo simples", o que significa que podem fluir pela parede do intestino por conta própria e não requerem ajuda específica para chegar aonde precisam, diferente de alguns nutrientes. Eles atravessam por difusão e entram na circulação.

INTESTINO GROSSO:

Alguns dos carboidratos fibrosos mais complexos, que não são muito afetados pelas enzimas pancreáticas e secreções intestinais, são quebrados até certo ponto no intestino grosso. Como vimos anteriormente, esse é o lar de uma vasta quantidade de vida bacteriana. Esses organismos atuam em muitos papéis importantes, mas uma das coisas que podem fazer é fermentar e quebrar certos carboidratos complexos. Essa fermentação libera mais açúcares, porém o mais importante provavelmente é a liberação de certos tipos de ácidos graxos criados durante a fermentação. Um exemplo disso é um ácido graxo chamado ácido butírico. Essas substâncias podem realmente consertar áreas danificadas no intestino e preservar a saúde do tecido intestinal, de forma geral. Logo, esse processo de digestão de carboidratos se trata mais de uma faxina intestinal. Ao meu ver, isso é realmente fascinante.

Uma vez que os carboidratos foram quebrados até formar os menores componentes possíveis, estes são enviados à corrente sanguínea ou armazenados como glicogênio (a forma armazenável da glicose) no nosso fígado e nos músculos. Os carboidratos mais densos e indigeríveis são o que normalmente chamamos de fibras alimentares, que garantem que tudo se movimente bem ao longo do trato digestório e mantêm seu intestino regulado!

PROTEÍNAS E GORDURAS

Proteínas podem ser incrivelmente complexas ou razoavelmente simples. Sua digestão, porém, será sempre a mesma. O corpo as quebra em seus componentes menores: aminoácidos. Esses aminoácidos serão usados diretamente pelo corpo ou usados na criação de proteínas humanas específicas. A estrutura dos aminoácidos é mantida por ligações internas fortes que precisam ser quebradas antes que as substâncias – os verdadeiros blocos de construção de vida – possam ser utilizadas pelo corpo.

As gorduras realmente não são as substâncias alimentares terríveis que nos fazem pensar que são. Na verdade, são completamente e totalmente vitais para a saúde humana. Nós simplesmente precisamos dos tipos certos. Gorduras entram no corpo em glóbulos bem grandes que precisam ser quebrados em partículas menores, antes que possam ser absorvidas.

ESTÔMAGO:

O estômago é perfeitamente equipado para a digestão de proteínas. O ambiente é altamente ácido. O ácido clorídrico no estômago se combina com algo chamado pepsinogênio para formar uma substância chamada pepsina, que, por sua vez, começa a quebrar as ligações das proteínas. Nesse estágio, algumas proteínas mais simples podem começar a ser quebradas em seus aminoácidos individuais.

Todas as proteínas são afetadas de alguma forma no estômago. Mesmo que não sejam totalmente quebradas, essa imersão em secreções ácidas e enzimas proteolíticas (que digerem proteínas) irá adiantar bastante o processo, como pode imaginar. Porém, a maioria precisa seguir para o intestino delgado.

Gorduras, por outro lado, são apenas marginalmente afetadas pelas secreções estomacais. Enzimas chamadas lipases começam a quebrar um pouco das gorduras, mas a maior parte da digestão de gordura se dá no intestino delgado.

Os dois componentes alimentares fazem o estômago trabalhar duro para quebrá-los, logo podem permanecer lá por algum tempo. A presença deles desacelera o movimento do alimento do estômago ao intestino, especialmente se comparado a uma refeição de carboidratos simples, por exemplo.

INTESTINO DELGADO:

Assim que o alimento sai do estômago (o que realmente pode levar algum tempo para proteínas de alta qualidade e fibras), a digestão de proteínas é assumida por duas enzimas: tripsina e quimotripsina. Elas quebram as proteínas em aminoácidos, que requerem um tipo especial de absorção pela parede do intestino. Diferente dos açúcares que são liberados pela digestão dos carboidratos, os aminoácidos não podem atravessar a parede do intestino por simples difusão. Eles precisam de estruturas especiais de transporte que realmente as carregam para dentro da circulação por meio da parede do intestino. Esse processo é chamado de "transporte ativo". Alguns aminoácidos seguem diretamente para tecidos específicos, mas a maioria é enviada para o fígado, em que são encadeados para fabricar proteínas necessárias para o corpo.

A etapa principal da digestão de gordura se passa no intestino delgado. Quando a gordura deixa o estômago, encontra-se em glóbulos muito grandes para serem absorvidos, mesmo com a grande superfície de contato do intestino delgado. Ela precisa ser quebrada em pedaços cada vez menores para que sejam manejáveis. A bile que é secretada no intestino delgado pela vesícula biliar quebra os glóbulos grandes de gordura em gotículas menores, que o corpo consegue lidar com maior facilidade. Uma vez que essas gotículas são formadas, as lipases agem sobre elas e as quebram em partículas prontas para a absorção. Essas partículas são chamadas micelas, que então se movem pelos enterócitos (células que forram o intestino). Em seguida, são ligadas a uma proteína de transporte e se transformam no que chamamos de quilomícrom. Essas substâncias ainda são grandes em comparação com outros nutrientes, muito grandes para entrar nos vasos sanguíneos locais. Portanto, em vez disso, entram em vasos linfáticos especiais, movendo-se pelo sistema linfático até atingirem vasos sanguíneos grandes o bastante para que possam entrar.

A PAREDE INTESTINAL

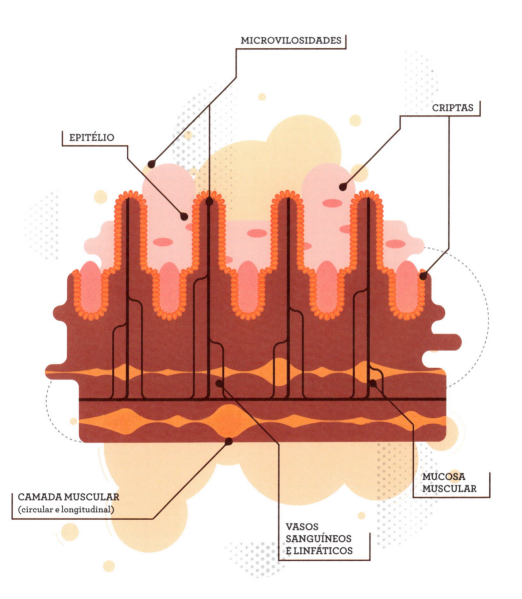

MICROVILOSIDADES

CRIPTAS

EPITÉLIO

MUCOSA MUSCULAR

CAMADA MUSCULAR
(circular e longitudinal)

VASOS SANGUÍNEOS E LINFÁTICOS

PROBLEMAS DIGESTIVOS COMUNS E SEU CONTROLE POR MEIO DA ALIMENTAÇÃO

Existe, claro, um número enorme de problemas de saúde que podem surgir no trato digestório. Nem todos são comuns e alguns não podem ser controlados com a alimentação, requerendo intervenção médica mais séria. Há alguns, porém, que são comuns, *muito* comuns, afetando milhões de pessoas no mundo todo. Felizmente, a maioria deles pode responder muito bem a mudanças na alimentação. Este livro aborda as questões mais comuns que atormentam a maior parte das pessoas, e que podem ser tratadas por meio da alimentação.

INTOLERÂNCIA

Minha opinião sobre este assunto não é muito popular, mas minha maior preocupação é informá-lo de maneira sensata e confiável, com bases científicas. Intolerâncias alimentares andam se tornando uma moda no mundo da nutrição. Veja bem, não estou dizendo que não existem, pois certamente existem. O problema é que não são tão comuns quanto algumas vozes na área da saúde podem querer que pensemos, nem próximas a isso. O mundo todo de repente acha que possui uma. Intolerâncias reais, verdadeiras e para valer são aquelas que você *realmente* sabe que possui e, sendo uma alergia verdadeira, trazem consigo sintomas realmente muito sérios. Sinto que as pessoas frequentemente são diagnosticadas com intolerâncias quando, na verdade, sua digestão está carregando o fardo da vida moderna. Um período curto de refeições com pressa, um pouco de estresse, sono perturbado, falta de água e um certo excesso de álcool farão com que você sinta que a Terceira Guerra Mundial começou no seu trato digestório.

Outra coisa que me deixa extremamente bravo são alguns dos métodos absurdos por meio dos quais uma pessoa pode ser diagnosticada com uma "intolerância". O pior de todos é um aparelho estranho que é conectado a um *laptop*. Você segura um "sensor" de metal em uma das mãos e uma engenhoca de metal parecida com uma caneta é colocada nas pontas dos dedos da outra mão. Esse aparelho então lhe dá uma lista de todos os tipos de alimentos para os quais você teve uma "reação". A falta de comprovação científica nessa prática comum é tão enorme que, se isso não fosse um assunto tão sério (pelo fato de as pessoas estarem sendo enganadas), seria algo digno de risadas.

A única maneira de descobrir se você é intolerante a algo é, primeiro, turbinar sua digestão (ver página 61) e, depois, seguir uma dieta de exclusão. Isso significa evitar o alimento suspeito por pelo menos seis semanas. Em seguida, reintroduza-o na alimentação e veja o que acontece. Se o interior de seu corpo lembrar um cenário pós-apocalipse nuclear, então, sim, esse alimento não é para você. Caso contrário, pode-se assumir com segurança que esse alimento não era o problema e que tomar medidas para melhorar sua saúde digestiva aliviou seu desconforto.

DISTENSÃO ABDOMINAL (PRIMÁRIA)

Distensão abdominal é uma das maiores reclamações feitas a médicos e nutricionistas. Quando digo distensão abdominal primária, refiro-me ao inchaço estomacal que não é um sintoma de outra enfermidade, como doença inflamatória intestinal. A primeira coisa a ser feita é trabalhar com seu médico para garantir que não há outros motivos para o seu desconforto. Porém, na maioria dos casos, eu diria que é mais provável que sua alimentação e seu estilo de vida estejam desbalanceados. Imagino que qualquer um de nós já tenha passado por uma distensão abdominal de alguma forma: aquele sentimento de que nosso abdome está esticado e claramente cheio. A aparência também pode ser tão ruim quanto o sentimento. Já tive clientes que literalmente pareciam grávidos devido à distensão abdominal... e não é a melhor aparência para um homem de 30 anos! Esse desconforto é causado principalmente por gases. Distensão temporária pode ocorrer depois de uma semana de exageros, como depois do Natal. Quando essa distensão abdominal começa a acontecer com frequência e todos os motivos mais sérios já foram descartados a partir de métodos confiáveis, isso é um aviso de que, sem dúvida, as coisas não estão bem e sua digestão precisa de uma ajuda.

Causas possíveis para a distensão abdominal primária:

MOTILIDADE INTESTINAL FRACA E CONSTIPAÇÃO

Na minha experiência, motilidade intestinal fraca e/ou constipação é uma das maiores causas da distensão abdominal primária. Motilidade intestinal se refere ao movimento saudável do conteúdo do intestino ao longo de sua jornada. Esse movimento contínuo é causado pelas contrações rítmicas dos músculos na parede intestinal. Se essa motilidade não for boa, o movimento natural do conteúdo do intestino desacelerará e você pode ficar com o intestino preso, por assim dizer. Esse é apenas um dos motivos da constipação. Alimentação ruim, estresse e desidratação podem gerar essa desaceleração e nos deixar desconfortáveis. Quando isso acontece, você começa a se sentir mal muito rapidamente. Sente-se pesado, cheio, com dores de cabeça, cansado e o humor pode cair vertiginosamente. O maior desconforto, porém, é a distensão abdominal. Conforme os resíduos se acumulam no intestino inferior, a população de bactérias do intestino começa a trabalhar neles, causando a fermentação de muitas das substâncias no conteúdo do intestino, o que, por sua vez, causa a liberação de gases. Esses gases ficam presos, já que sua saída normal começa a ficar bloqueada. Essa situação pode escalar e começar a ficar muito desconfortável.

BAIXA ACIDEZ GÁSTRICA

Como vimos, o estômago é um ambiente muito ácido. Isso é necessário para quebrar proteínas complexas em estruturas mais simples, que possam ser digeridas pelas enzimas pancreáticas. Se por algum motivo a acidez do estômago passa a ficar muito baixa, as proteínas não são quebradas o tanto quanto deveriam. Isso significa que, quando o alimento sai do estômago e entra no intestino delgado, haverá proteínas menos digeridas que o normal, então as enzimas pancreáticas podem não ser capazes de terminar o serviço adequadamente. Qual é a consequência? Bem, significa que proteínas parcialmente digeridas podem entrar no intestino grosso, no qual as bactérias tentarão iniciar processos de fermentação, mas que causam a putrefação das proteínas. Essas proteínas também podem causar irritação local. O resultado é uma reação agressiva similar a uma fermentação, que cria gases e desconforto.

ENZIMAS DIGESTIVAS BAIXAS

Como descobrimos anteriormente, quando o alimento deixa o estômago e entra no intestino delgado, uma variedade de enzimas passa a trabalhar para quebrá-lo em componentes o menor possível, para que sejam absorvidos. Algumas circunstâncias podem afetar essas enzimas. Sua produção pode estar desregulada ou sua secreção pode ser afetada por inflamações no intestino delgado (que podem ser crônicas ou agudas), por exemplo. Isso pode comprometer a habilidade de um tecido de secretar uma enzima ou inibir sua liberação. Isso pode, novamente, causar a indigestão incompleta de certos grupos de alimento, levando a uma reação caótica da microbiota intestinal quando chegarem no intestino grosso... criando gases.

MICROBIOTA INTESTINAL FRACA

Um fator que certamente é um problema para aqueles que adotam uma dieta rica em carboidratos refinados, açúcar e fast-food é uma microbiota intestinal em péssimo estado.

A colônia de bactérias no trato digestório, como previamente explicado, regula muitos aspectos da saúde digestiva e está lá para quebrar alguns dos alimentos ingeridos que não foram quebrados pelas enzimas. Ela também regula aspectos da motilidade intestinal, sem falar dos cuidados com o tecido do intestino.

Quando a microbiota intestinal não está bem, outros organismos oportunistas podem começar a florescer no intestino. Esses organismos podem causar muitos tipos de problemas, de reações de fermentação bastante ferozes (causando gases) a problemas imunológicos.

Plano de ação nutricional para a distensão abdominal:

BEBA MAIS ÁGUA

Tudo bem, sei que pode soar como uma recomendação fraca ou um pretexto, mas, acredite em mim, esse é um dos melhores primeiros passos a tomar. Tudo se trata de trânsito intestinal! Sabemos que devemos comer mais fibras alimentares para ajudar a regular nosso intestino (falarei sobre os motivos para isso em seguida).

No entanto, essas fibras só são úteis se forem hidratadas. Precisamos de água para fazê-las inchar e desempenhar seu trabalho. Atualmente, há muitos tipos de recomendações estranhas e maravilhosas sobre a quantidade de água que deveríamos tomar. Alguns dizem de 8 a 10 copos, outros chegam a falar em 3 ℓ (uau!).

A verdade é que somos todos diferentes, logo, nossas necessidades são variáveis. Porém, você pode usar seu corpo como parâmetro. Simplesmente beba até que sua urina fique totalmente clara. Pare nesse ponto. Assim que a cor começar a voltar à urina, beba mais um pouco até que a cor se vá novamente. Seguir essa ideia o manterá hidratado.

CONSUMA MAIS FIBRAS ALIMENTARES

Fibras alimentares são uma das verdadeiras chaves para manter o bom funcionamento do trato digestório. O movimento do conteúdo do intestino pelo sistema digestório é governado por uma série de contrações rítmicas da parede intestinal, os chamados movimentos peristálticos, que basicamente espremem a parede intestinal e fazem com que tudo siga adiante. Muitas variáveis podem afetar os movimentos peristálticos, como enzimas e hormônios, mas um dos maiores reguladores é o intestino estar ciente de que há nele conteúdo o bastante para fazer uma contração. Essa mensagem é transmitida por receptores de distensão. Esses receptores medem a distensão da parede intestinal conforme o conteúdo se movimenta. Quando os receptores são estimulados, o intestino responde com uma contração peristáltica.

Já mencionei a importância da água. Bem, água e fibra se unem neste ponto. A água faz com que as fibras alimentares inchem, pois as fibras podem reter bastante água. Quanto mais elas incham, maior o estímulo dos receptores de distensão e maior o estímulo dos movimentos peristálticos. Alimentos ricos em fibras não são necessariamente os cereais de farelo sem gosto que ganharam fama nos anos 1990. São basicamente os alimentos integrais, que foram mantidos em seu estado natural: frutas, vegetais, grãos com baixo índice glicêmico e leguminosas. Quanto mais você ingerir esses alimentos, melhor. Vale a pena mencionar aqui que pode haver alguns indivíduos sensíveis a um grupo de compostos encontrados em alguns alimentos ricos em fibras, chamados FODMAPs (ver página 43). Esses compostos podem causar gases agressivos e distensão abdominal em algumas pessoas mais inclinadas a isso, mas felizmente são fáceis de evitar.

ALIMENTE SUA MICROBIOTA INTESTINAL

Sou defensor da ideia de que todas as questões do sistema digestório inferior terão benefícios extraordinários com a melhoria da colônia de bactérias no trato digestório. Ela regula e cuida de tantos fatores que não consigo pensar em um único cenário sequer no qual isso não teria relevância. No caso da distensão abdominal, deixar a microbiota intestinal em forma pode gerar efeitos maravilhosos, acredite! Há duas maneiras de fazer isso, e recomendo ambas. A primeira é obviamente o acréscimo de probióticos em sua dieta. Eu, pessoalmente, não perderia meu tempo com aquelas bebidinhas à base de iogurte.

Além de serem bombas de açúcar, os níveis baixos de probióticos que contêm provavelmente não oferecem muito benefício clínico. Consulte o seu médico sobre a possibilidade de complementar a sua dieta com um suplemento de boa qualidade, que ofereça uma cultura mista (portanto, um que traga mais de um tipo de probiótico), para consumi-lo duas vezes ao dia, um após uma refeição e o outro, com o estômago vazio. (O motivo é que há evidências convincentes para ambos os usos. Tanto que eu mesmo não consigo decidir o que seria mais adequado, por isso recomendo as duas formas, para limitar minhas apostas!). O próximo passo é alimentar a colônia de bactérias que já está lá e estimular o seu crescimento, de forma próspera. Isso é obtido consumindo alimentos prebióticos. O significado é que eles contêm tipos específicos de polissacarídeos que, quando fermentados pelas bactérias, fazem com que a colônia de bactérias se reproduza, cresça e também sintetize substâncias como o ácido butírico, que podem ajudar a consertar as paredes do trato digestório.

USE CARMINATIVOS PARA ALIVIAR SINTOMAS

A palavra "carminativo" vem de uma terminologia herbária antiga. Em maior parte, minha abordagem é baseada em farmacologia e alimentação, mas há momentos nos quais quero revisitar minha herança da medicina natural. Carminativos são basicamente ervas (ou até alimentos, como muitos se mostram ser) que acalmam o intestino, aliviam cólicas, reduzem a produção de gases e os dispersam. Esses ingredientes costumam possuir uma alta concentração de óleos voláteis específicos, responsáveis por seus aromas e sabores distintos, que são responsáveis por essas ações. Esses ingredientes são tão poderosos que um deles, a hortelã, é frequentemente recomendada por clínicos gerais para distensão abdominal crônica e gases.

MELHORES INGREDIENTES PARA ALIVIAR A DISTENSÃO ABDOMINAL

Alcachofra

Rica em fibras, que ajudam no movimento do conteúdo do intestino pelo trato digestório. Alcachofras também contêm um composto chamado ácido cafeoilquínico, que estimula tanto a produção quanto a liberação de bile pelo fígado. A bile é o laxante natural do corpo, oferecendo lubrificação ao conteúdo do trato digestório e, assim, facilitando o movimento pelo trato.

Banana

Também é muito rica em fibras, ajudando a movimentação ao absorver água e inchando no intestino, estimulando receptores de distensão que, por sua vez, impulsionam os movimentos peristálticos. Bananas têm reputação de se tornarem um pouco laxativas, então... bem... não perca o controle!

Batata-doce

Um dos meus ingredientes básicos favoritos. A batata-doce é muito rica em fibras, ajudando a movimentar o intestino de forma que o conteúdo não fique parado por tanto tempo, a ponto de muita fermentação ocorrer. Ela também contém polissacarídeos prebióticos que auxiliam no crescimento da microbiota intestinal.

Cardamomo

Este ingrediente é um carminativo eficaz (ver página 30). Ajuda a relaxar a parede intestinal e a rapidamente aliviar o desconforto e a sensação de estufamento, causada pela distensão abdominal. Essa ação é obtida pelos óleos voláteis poderosos presentes no cardamomo, os mesmos que geram seu sabor único.

Cebola

Outro ingrediente que faz parte do manejamento a longo prazo da distensão abdominal. Isso porque a cebola é um prebiótico eficaz. O motivo é um composto que ela contém, chamado de inulina, que basicamente trabalha como fonte de alimento para as bactérias boas do intestino. Conforme se alimentam, começam a se reproduzir e a colônia se fortalece. Porém, se você sofrer de SII, saiba que as cebolas não devem ser utilizadas para pessoas sensíveis a FODMAPs (ver página 43).

Feijão

Você não precisa que eu lhe diga que é muito rico em fibras alimentares; aliás, é provavelmente um dos alimentos com o maior teor de fibras no planeta. Algumas das fibras são compostas por polissacarídeos firmes e persistentes. São daquele tipo que é fermentado pelas bactérias que vivem no intestino. Isso dá a ele um efeito duplo. Primeiramente, o alto teor de fibras dá volume físico ao conteúdo do intestino, estimulando o movimento peristáltico, que o leva adiante e para fora. Em segundo lugar, os polissacarídeos fermentáveis do feijão, com o tempo, fortalecerão a colônia de bactérias no trato digestório, o que pode fazer maravilhas a longo prazo contra a distensão abdominal.

Porém, para pacientes cuja distensão abdominal esteja associada à SII (que será discutida mais adiante), é bom saber que o feijão não é adequado para pessoas sensíveis a FODMAPs (ver página 43).

Hortelã

Provavelmente o carminativo mais eficaz e pesquisado de todos. A hortelã já foi usada em inúmeras pesquisas clínicas, tanto em seu estado de planta inteira como em forma de extrato concentrado. Os óleos poderosos que criam aquela sensação refrescante na boca interagem com receptores na parede intestinal, que causam o relaxamento dos músculos. Isso pode aliviar e acalmar o intestino, gerando um efeito quase instantâneo na distensão abdominal. Experimente uma ou duas xícaras de chá de hortelã durante um ataque para ver o que quero dizer.

Maçã

Rica em fibras, incluindo uma fibra solúvel muito forte, chamada pectina. É um ingrediente muito conhecido entre fabricantes de geleia, pois é usado como agente espessante. A pectina forma uma substância similar a um gel no trato digestório e absorve mais água. Isso dá volume e ajuda a manter o movimento de tudo.

Semente de alcaravia

Outro carminativo eficaz. Esta semente frequentemente é usada em chás de ervas tradicionais para ajudar em cólicas infantis. Como em outros carminativos, sua ação ocorre graças a seu sabor único, ou melhor, aos óleos responsáveis por esse sabor específico.

Tupinambo (girassol batateiro)

Este vegetal passa por uma certa crise de identidade. Na Inglaterra, é chamado de alcachofra-de--jerusalém, sendo que não é alcachofra e, mais estranho ainda, não possui relação alguma com Jerusalém! Porém, tem uma certa fama de causar um... efeito *interessante* no sistema digestório. Na primeira vez que comê-lo, pode pensar que preguei a maior peça de todas em você. Mas não tema! Recomendo-o por um bom motivo. Ele contém um dos polissacarídeos prebióticos mais poderosos do reino vegetal. Tanto que, ao comê-lo pela primeira vez, pode parecer que uma verdadeira guerra se iniciou dentro do corpo. Porém, se for corajoso o bastante, siga em frente. Essa série um tanto dramática de eventos digestivos é causada pelos polissacarídeos servindo de alimento para a microbiota intestinal. Para esses organismos, isso é o equivalente a dar Viagra® e champanhe: é um convite para a reprodução em massa. O número de bactérias no intestino crescerá em enorme quantidade. Enquanto o primeiro ataque pode ser bastante impactante, o efeito que terá a longo prazo na saúde do seu intestino é maravilhoso. Lembre-se: quanto melhor a função da colônia de bactérias, melhores serão os sintomas a longo prazo.

CONSTIPAÇÃO

Constipação é um grande problema. Basicamente significa que você vai ao banheiro com menos frequência ou que, quando vai, é difícil e, às vezes, doloroso. Cada pessoa é diferente, mas, no geral, é normal evacuar de uma a três vezes por dia. Há um ditado antigo segundo o qual isso deveria ocorrer após cada refeição. Já atendi pessoas na clínica que passam de uma semana a até dez dias entre evacuações. Isso é a constipação da pior forma e os efeitos colaterais são terríveis. Episódios ocasionais são perfeitamente normais e todo mundo fica um pouco obstruído de tempos em tempos. O verdadeiro problema é quando isso se torna um problema crônico.

Causas possíveis para a constipação:

FALTA DE FIBRAS
Como já foi discutido, fibras são vitais para manter o movimento do conteúdo do sistema digestório. São elas que dão volume ao bolo e incham para estimular os receptores, que, por sua vez, estimulam ondas de movimentos peristálticos, que fazem tudo seguir para a frente. São tantos de nós que não ingerem nada perto da quantidade ideal de fibras; na verdade, algumas pessoas podem passar dias e dias sem consumi-las.

FALTA DE LÍQUIDO
Fibras são apenas uma parte da questão quando se trata de manter o intestino em movimento. Alta ingestão de fibras só é boa quando se bebe uma alta quantidade de fluidos em contrapartida. As fibras trazem seus benefícios ao absorver água e inchar; algumas muitas vezes até multiplicam seu tamanho. Essa hidratação estimula os receptores de distensão, que então impulsionam os movimentos peristálticos.

FALTA DE ATIVIDADE FÍSICA
Acredite ou não, atividade física pode surtir muito impacto nisso. Não há evidências claras quanto à sua influência na motilidade, mas parece provável que atividades físicas possam de alguma forma estimular os movimentos peristálticos ou o movimento físico do conteúdo do intestino. Também pode haver alguma conexão com a redução do estresse. Estudos claramente mostram que padrões de maior atividade realmente diminuem o tempo de trânsito digestivo e reduzem a constipação. Mais um motivo para sair e se mexer um pouco. Não é necessário participar de maratonas, apenas sair para uma caminhada rápida. Matricule-se em um curso de dança. Faça qualquer coisa que goste, mas faça algo!

OUTROS FATORES QUE AFETAM A MOTILIDADE INTESTINAL

Outras variáveis que afetam a motilidade intestinal também já foram registradas, embora não se saiba exatamente o porquê:

Excesso de suplementação de cálcio.

Alguns analgésicos.

Suplementos de ferro na forma de sulfato ferroso.

Estresse.

Plano de ação nutricional para a constipação:

COMA MAIS FIBRAS – SOLÚVEIS E INSOLÚVEIS

Fibras são certamente a chave, mas, antes de sair engolindo quilos de farelo, saiba que há dois tipos, e aumentar ambos pode tornar tudo muito mais agradável. Trata-se das fibras solúveis e insolúveis. Fibras solúveis formam uma textura similar a um gel no trato digestório. Isso realmente ajuda a deixar tudo mais macio. Se as fezes se tornaram muito compactas e rígidas, você vai querer amolecê-las e facilitar a vida para si mesmo. Fibras insolúveis fazem jus ao nome que têm. São fibras que quase não são quebradas. Elas absorvem água, mas se mantêm basicamente da mesma forma.

AUMENTE O CONSUMO DE ÁGUA

Esta parte é bem direta. Como já mencionei antes, em vez de almejar algum número aleatório de copos de água para beber, beba até que sua urina fique totalmente translúcida e pare. Quando a cor voltar, beba mais um pouco, e assim por diante.

MELHORES INGREDIENTES PARA ALIVIAR A CONSTIPAÇÃO

Aveia

Este é outro ingrediente fantástico para a saúde do seu sistema digestório e que deveria ser incluído no seu café da manhã, se possível. É também rica em fibras solúveis, mas desta vez sob a forma de betaglucano. Assim como a pectina, o betaglucano forma uma substância similar a um gel no intestino, que amolece o conteúdo intestinal e ajuda a movimentá-lo de forma confortável.

Berinjela

Apesar de muito subestimada e frequentemente pouco usada, a berinjela é um dos meus vegetais favoritos, não apenas pelo sabor delicioso. É uma excelente fonte de fibras, tanto solúveis quanto insolúveis, o que é excelente para aqueles que sofrem de constipação. Mais uma vez, essas fibras incham no trato digestório e estimulam os receptores de distensão, que, por sua vez, estimulam os movimentos peristálticos, as ondas rítmicas de contrações musculares na parede intestinal que fazem com que o conteúdo do intestino se movimente facilmente.

Cebola

É simplesmente um ingrediente maravilhoso, que traz benefícios para muitos sistemas no corpo, do imunológico ao cardiovascular. Vitalmente, contém um polissacarídeo prebiótico chamado inulina. Prebiótico deve ser entendido basicamente como algo que auxilia e aumenta o crescimento e o desenvolvimento da colônia de bactérias do trato digestório. Qualquer fator que auxilie essa colônia terá um impacto profundo na função intestinal. Essa microbiota regula tudo, de contrações intestinais a reparos locais de tecidos do intestino. Cuide bem dela!

Feijão

Contém tanto fibras solúveis quanto insolúveis.

Maçã

É simplesmente fantástica para a saúde digestiva, especialmente para aqueles que sofrem de constipação. Isso porque contém uma fibra solúvel especial, chamada pectina. Essa fibra forma uma substância parecida com um gel que incha no trato digestório, absorve muita água e amolece as fezes, tornando o seu movimento mais fácil.

Semente de chia

Esta semente acabou se tornando um ingrediente da moda recentemente, com diversos tipos de sobremesas e guloseimas estranhas e incríveis brotando em mercados e lojas de alimentos saudáveis. Há algumas alegações bastante estranhas e exageradas sobre ela, mas é indiscutivelmente excelente para a saúde do intestino, especialmente se você quer manter sua motilidade intestinal saudável. A semente é rica em uma fibra solúvel que forma um gel e incha, até atingir muitas vezes seu tamanho original. Não sei se você já testou acrescentar sementes de chia em uma bebida, colocá-las em cereal ou algo do gênero, mas se testar notará que em alguns minutos elas desenvolvem uma textura estranha e gelatinosa. Bem, isso é o gel na cobertura das sementes absorvendo água, em uma velocidade impressionante. Isso lhe dará uma ideia de como funcionarão no intestino. Se você consumi-las e beber água o suficiente, será como ter o seu próprio "limpa-chaminés"!

Tâmara

Uma guloseima doce deliciosa para aqueles momentos em que quiser um petisco, pois possui muitos nutrientes além da doçura. Também é muito rica em fibras. Tome cuidado, porém, pois seu consumo em excesso tem a fama de resultar em consequências dramáticas...

"A microbiota intestinal já é conhecida há muito tempo pelo seu papel na prevenção e defesa contra doenças. Ela inibe o crescimento de outros organismos nocivos e previne a ligação de agentes patogênicos no trato digestório."

DR. MICHAEL MURRAY

SÍNDROME DO INTESTINO IRRITÁVEL (SII)

A síndrome do intestino irritável, ou SII, está se tornando incrivelmente comum – ou, ao menos, o seu diagnóstico! Foi certamente uma das reclamações digestivas mais frequentes entre os pacientes nos meus consultórios, embora depois alguns casos tenham sido reavaliados, recebendo um outro diagnóstico. Acredita-se que essa enfermidade possa afetar uma a cada cinco pessoas no Reino Unido.[2] Não sei o quão precisa é essa estimativa, pois a SII é um pouco capciosa. Chegar a uma conclusão definitiva de que um paciente de fato está sofrendo de SII é difícil, uma vez que há muitas questões digestivas que podem vir à tona e, com a falta de qualquer tipo de teste que forneça um marcador clínico de uma doença conhecida, esse diagnóstico é dado com frequência. Muitos problemas digestivos podem trazer os mesmos sintomas, então estudar o caso mais a fundo e determinar se realmente se trata de SII é um caminho repleto de obstáculos. A verdadeira SII, porém, normalmente apresenta episódios de constipação, diarreia e acompanha distensão abdominal, cólicas e dor. Não há um padrão estabelecido para isso, e os doentes podem apresentar qualquer combinação de sintomas por qualquer período de tempo. Dores podem surgir em áreas diferentes do abdome e alguns pacientes dizem que passam depois de ir ao banheiro. Os sintomas podem ser esporádicos, com intervalos de semanas ou até mesmo meses entre episódios, enquanto em outros casos os sintomas são praticamente constantes.

CAUSAS POSSÍVEIS PARA A SII

Outro fator que torna a SII tão capciosa é que ninguém tem certeza do que a causa. Há muitas teorias e certamente muitas conexões fortes, mas nenhuma delas é conclusiva o bastante para que possamos dizer "sim, este é o motivo". Além disso, há um argumento forte de que a SII pode realmente ser apenas um resultado, uma reação do intestino para certos estímulos ou mudanças, o que significa que há muitas variáveis possíveis que incitariam uma série de acontecimentos que levariam à síndrome.

---

2 A World Gastroenterology Organisation estima que 16% da população mundial, em média, sofra de SII. Em muitas regiões, os dados referentes à doença ainda são escassos. (N.E.)

EXCESSO DE ATIVIDADE DOS NERVOS OU MÚSCULOS INTESTINAIS

Nosso trato digestório é um sistema bastante muscular. As paredes de boa parte do sistema digestório possuem graus variáveis de musculosidade. Esses músculos estão envolvidos nos processos de mexer, misturar e movimentar o conteúdo do intestino. Como qualquer outro músculo, são providos de nervos que estimulam suas contrações. Isso é perfeitamente orquestrado e envolve uma mistura de sinais cerebrais e hormonais locais para regular o processo. Acredita-se que em alguns casos de SII, esse sistema pode se tornar hiperativo. Não é claro se essa hiperatividade é muscular ou neurológica, mas muitas pessoas relacionam o estresse ao princípio ou à exacerbação dos sintomas. Essa hiperatividade pode tornar as contrações musculares mais frequentes, o que leva a expulsão rápida do conteúdo intestinal e diarreia. Elas podem se tornar mais fortes e causar cólicas dolorosas ou podem responder ao excesso de estímulo com episódios de contratilidade reduzida (a resposta das contrações), levando a casos de constipação.

INFECÇÃO

Estima-se que um a cada seis casos de SII na verdade surge após um episódio de gastroenterite ou infecção no trato digestório. A inflamação e atividade imunológica que ocorre durante tais infecções pode acabar dando início ao tipo de sensibilidade descrita anteriormente.

INTOLERÂNCIAS ALIMENTARES

Tudo bem, você já deve ter notado que não sou fã da questão das intolerâncias (ver página 25). Contudo, no caso da SII, sou muito mais aberto a essa possibilidade, porque há uma base forte de evidências para um tipo bem específico de sensibilidade alimentar, relacionada a um grupo de compostos chamados FODMAPs...

A DIETA DOS FODMAPS

A dieta dos FODMAPs começou na Austrália e agora é um assunto popular no mundo da nutrição para o controle da SII. No Reino Unido, por exemplo, ela é muito utilizada em consultórios ambulatoriais. Pesquisas recentes do King's College, em Londres, constataram que a dieta é eficaz para aliviar os sintomas em 70% dos casos. Agora, você deve estar imaginando o que vem a ser um FODMAP. Bem, na verdade é uma sigla em inglês que significa: oligossacarídeos, dissacarídeos, monossacarídeos e polióis fermentáveis! São certos tipos de açúcar muito mal absorvidos pelo intestino delgado. Não são açúcares simples, como a glicose. Possuem uma estrutura mais complexa ou um formato que os tornam resistentes a enzimas digestivas, o que significa que permanecem mais ou menos intactos durante seu trajeto pelo trato digestório. São substâncias mal absorvidas por todos, mas aqueles que sofrem de SII parecem ter uma sensibilidade ainda maior. Esses açúcares podem ocasionalmente atrair água para o intestino grosso, o que pode causar diarreias de início rápido. Quando esses açúcares passam para o intestino grosso, a colônia bacteriana local começa a fermentá-los, o que causa gases, distensão abdominal e, ocasionalmente, dores abdominais. Portanto, essa dieta basicamente busca evitar essas substâncias problemáticas. Elas estão, porém, espalhadas por muitos dos alimentos que encaramos como "saudáveis". Isso pode fazer com que essa dieta pareça um pouco limitada e maçante. Criei receitas neste livro que se baseiam na dieta dos FODMAPs, cujo objetivo é mostrar que com só um pouquinho de imaginação já é possível dar mais vida à dieta.

Como esses compostos aparecem em muitos alimentos, é útil para a maioria das pessoas ver uma lista do que é permitido ou não, para ser usada como referência pessoal. Isso o ajudará a criar suas próprias refeições e a encontrar formas de melhorar os alimentos que já está consumindo. A tabela a seguir deve ser um ótimo ponto de partida. Pode parecer um pouco limitado no início, mas com um pouco de experimentação (e minhas receitas ao final do livro), você logo notará que cozinhar à moda FODMAP vai se tornar totalmente natural.

COMA

Carnes e peixes
Todos

Laticínios/gorduras
Castanhas e manteiga de
    castanhas (mas evite
    pistaches)
Iogurtes (se forem naturais e
    de baixa lactose; veja se seu
    corpo tolera)
Manteiga
Óleos vegetais
Ovos
Queijos duros (como o
    parmesão)
Sorvetes ou sobremesas sem
    lactose
Substitutos do leite, como leite
    de castanhas, leite de arroz
    ou leite sem lactose

Grãos/cereais
Amaranto
Arroz
Aveia
Milho/polenta
Painço (milhete)
Quinoa
Tapioca/mandioca
Teff
Trigo-sarraceno

EVITE

Laticínios/gorduras
Creme de leite
Iogurtes adoçados ou
    aromatizados
Leites
Produtos à base de leite
    (creme para café, chocolate
    instantâneo, etc.)
Queijos cremosos
Queijos macios
Sorvetes

Grãos/cereais
Centeio
Cevada (comum e
    cevadinha)
Cuscuz marroquino
    (contém trigo)
Sêmola (contém trigo)
Trigo e produtos de trigo
    (pão, massas, bolos, etc.)
Triguilho

COMA

EVITE

Vegetais
Abóbora
Abobrinha
Aipo
Alface
Batata
Batata-doce/inhame
Berinjela (mas fique atento:
    alguns não toleram)
Cebolinha (apenas a parte
    verde)
Cenoura
Chirívia (pastinaca)
Espinafre
Minimilho (bem cozido)
Nabo
Pimentão
Repolho-chinês (pak choi)
Tomate
Vagem

Frutas
Abacaxi
Banana
Cranberry
Framboesa
Grapefruit (toranja)
Kiwi
Laranja
Limão (taiti e siciliano)
Melão-cantalupo
Melão charentais
Mirtilo (blueberry)
Morango
Ruibarbo
Uva

Vegetais
Abacate
Alcachofra
Alho
Aspargo
Beterraba
Brócolis
Cebola
Cogumelo
Couve-flor
Echalota
Erva-doce
Ervilha
Ervilha-torta
Feijão e sementes
    leguminosas
Repolho

Frutas
Ameixa
Ameixa seca
Amora
Cereja
Damasco
Frutas secas (em grande
    quantidade)
Maçã
Manga
Melancia
Nectarina
Pera
Pêssego

PLANO DE AÇÃO NUTRICIONAL PARA A SII

PROCURE SEGUIR A DIETA DOS FODMAPS

Como discutido anteriormente (ver página 43), essa dieta, se seguida como padrão geral de alimentação, pode ser eficaz para cerca de 70% das pessoas que sofrem de SII. Todas as receitas deste livro para pessoas que sofrem de SII seguem a dieta dos FODMAPs, então isso pode ajudá-lo a começar. Usando as páginas anteriores como guia, você pode começar a criar suas próprias receitas ou adaptar seus pratos favoritos para que fiquem de acordo com a dieta.

USE UM SUPLEMENTO DE MAGNÉSIO

Ter magnésio à mão pode ser muito útil durante um ataque de SII. Se você sofre de espasmos e dor abdominal, uma carga repentina de magnésio pode ser benéfica. Acredita-se que pode haver um excesso de estímulo das paredes musculares do intestino em alguns casos de SII, causando espasmos e dor. Sejam os músculos em si ou os nervos que os estimulam, essa contração muscular pode sair do controle e isso é muito perceptível durante um ataque. O magnésio trabalha com o cálcio para regular as contrações musculares. O cálcio faz com que os músculos contraiam, enquanto o magnésio faz com que relaxem. Uma carga extra de magnésio pode estimular o relaxamento do espasmo, que é causado por contrações musculares. Isso de forma alguma impede o problema de surgir, mas pode ajudar muito no controle da sua SII em casa.

ALIMENTE SUA MICROBIOTA INTESTINAL

Normalmente recomendo um método de dupla abordagem para melhorar a microbiota intestinal: introduzir culturas frescas no corpo e então estimular o crescimento e a reprodução da colônia, fornecendo certos tipos de agentes prebióticos. Porém, em muitos casos de SII em que a sensibilidade com os FODMAPs é provável, prebióticos definitivamente não são recomendados, pois são justamente os compostos problemáticos.

Assim, no caso de SII, o segredo está em apenas estimular que mais bactérias corretas entrem no corpo. Consulte o seu médico sobre a possibilidade de acrescentar à sua dieta um suplemento probiótico de amplo espectro, ou seja, um que contenha várias cepas diferentes de bactérias. Isso é importante, pois cepas diferentes regulam distintos aspectos da saúde intestinal. Bactérias do gênero *Bifidobacterium*, por exemplo, podem regular os movimentos peristálticos, a contração da parede intestinal que às vezes sai do controle em casos de SII. Algumas outras também podem aliviar distensão abdominal e gases, além de melhorar a habilidade do intestino em lidar com alguns polissacarídeos complexos. Essas bactérias podem oferecer tantos efeitos regulatórios no sistema digestório que seu uso é sempre justificado. O uso de probióticos é especialmente importante se você acredita que seus sintomas surgiram após uma infecção.

DOENÇA INFLAMATÓRIA INTESTINAL (DII)

Doença inflamatória intestinal é um termo abrangente dado a um grupo de distúrbios que causam inflamações pelo trato digestório. Os dois distúrbios mais comuns que se enquadram como DII são a colite ulcerativa e a doença de Crohn. Os sintomas de uma DII podem ser qualquer combinação de dores abdominais agudas ou crônicas, diarreia, perda de peso sem motivo (isso *sempre* requer uma consulta médica), redução de apetite, febre e sangramento intestinal (novamente, fatores que devem ser *sempre* analisados por um médico, sem exceções).

A colite ulcerativa e a doença de Crohn são as doenças inflamatórias intestinais mais comuns e são muito similares. A maior diferença, na verdade, é a parte do trato digestório que é afetada.

A colite ulcerativa afeta o intestino grosso, embora possam haver sintomas associados, que vão desde úlceras bucais a problemas nas articulações que também possam ser notados. Essa doença causa uma inflamação da parede do intestino grosso, que se torna severa o bastante para permitir a formação de feridas abertas/úlceras. Elas podem sangrar e, em alguns casos mais graves, infeccionar e até formar pus. O quadro ocasionalmente pode ficar tão grave que ocorrem perfurações intestinais, causando uma peritonite, sendo necessária uma intervenção cirúrgica imediata.

A doença de Crohn, por outro lado, pode afetar qualquer parte do trato gastrointestinal, da boca ao ânus. Nessa doença, podem haver áreas de inflamação agressiva e tecido cicatrizado que podem levar ao estreitamento de certas áreas do intestino. Já houve casos em que isso gerou obstrução. O dano inflamatório à parede intestinal pode cobrir toda a espessura do tecido, muito além de mero dano superficial. Essas lesões também podem ulcerar.

Há outras doenças mais raras que fazem parte do espectro das DII. Elas são a colite colagenosa e a colite linfocítica. Como são doenças raras, não tratarei delas aqui, mas alguns dos princípios a seguir ainda serão úteis.

Em termos alimentares, é importante lembrar que ao lidar com doenças inflamatórias intestinais, mais especificamente a doença de Crohn, danos à parede do trato digestório afetarão os locais que absorvem nutrientes, e padrões de desnutrição são muito comuns em pessoas afetadas fortemente pela doença.

Causas possíveis para a doença inflamatória intestinal:

AUTOIMUNIDADE

Acredita-se que a doença inflamatória intestinal seja autoimune. Isso descreve os fenômenos do próprio sistema imunológico do corpo voltando-se contra si mesmo.

O sistema imunológico pode desenvolver reações defensivas para tipos específicos de tecidos do próprio corpo e começar uma campanha de ataque, criando autoanticorpos repentinamente. Estes são similares aos anticorpos que criamos contra certos agentes patogênicos (como catapora), o que significa que saberemos o plano de ataque caso sejamos expostos a isso novamente.

Além de isso acontecer, os sistemas regulatórios que costumam prevenir tais problemas começam a falhar. No caso da doença inflamatória intestinal, essa reação é um ataque ao tecido interno do intestino e parte do tecido muscular abaixo dele.

Não há um motivo específico para reações autoimunes, e os gatilhos possíveis frequentemente são temas de debates médicos. Fatores ambientais podem ser relevantes. Mudanças no ambiente local podem desencadear uma reação imunológica, o que causa a produção de autoanticorpos.

Há algumas evidências que se tornaram conhecidas em março de 2014, sugerindo que pacientes com doença de Crohn possuíam números mais baixos de bactérias benéficas no intestino, assim como níveis mais altos de microbiota com maior potencial nocivo. Existe a hipótese de que possa existir uma resposta imunológica contra essa microbiota mais problemática, o que poderia ser o gatilho.

GENÉTICA

Certamente existe um elemento genético forte na doença inflamatória intestinal. Acredita-se que há dezenas de genes diferentes que possam contribuir para o início dessa doença. Porém, como em muitos casos, é improvável que genes por si só possam ser o fator determinante final. É a interação entre genética e o ambiente que desencadeia a doença.

Plano de ação nutricional para a doença inflamatória intestinal:

BALANCEIE SEUS ÁCIDOS GRAXOS

Ácidos graxos são compostos derivados da gordura que são importantíssimos na fisiologia humana. Qualquer um que estiver familiarizado com meu trabalho saberá que esta é uma área pela qual sou completamente fascinado e levemente obcecado. O motivo disso é que são compostos tão pequenos que conseguem causar mudanças que podem transformar a sua vida, mas no mundo moderno seu consumo foi realmente por água abaixo.

Ácido graxos vêm dos tipos de gordura que consumimos na nossa alimentação. Nossas dietas mudaram muito ao longo dos últimos cinquenta anos e, nesta época de fobia contra gorduras, os tipos de gordura que consumimos modificaram-se completamente. Que tipo de gordura que consumimos é relevante para a DII? Bem, ácidos graxos na verdade não usados pelo corpo para produzir um grupo de compostos de comunicação chamados prostaglandinas, que, entre outras funções, regulam respostas inflamatórias.

Há três classes diferentes de prostaglandinas: série 1, série 2 e série 3. As séries 1 e 3 inibem inflamações e amenizam-nas, enquanto a série 2 as ativam e as agravam. A prostaglandina com o maior poder anti-inflamatório é a da série 3.

Tipos diferentes de gordura alimentar são metabolizados para formar prostaglandinas diferentes. Os elementos básicos para a construção das prostaglandinas vêm de gorduras chamadas ácidos graxos ômega. Há vários tipos, porém os mais importantes são o ômega 3 – o que as pessoas mais estão cientes da importância – e seu primo menos conhecido, o ômega 6.

Embora ambos sejam importantes, é vital que o balanço esteja correto. Para encurtar a história, é importante que obtenhamos mais ômega 3 do que ômega 6.

Os ácidos graxos ômega 6 são metabolizados para formar as prostaglandinas da série 2, que são pró-inflamatórios poderosos. O ômega 3 é metabolizado para formar prostaglandinas das séries 1 e 3, que são anti-inflamatórias. Se consumirmos mais ômega 6 que ômega 3, basicamente estaremos alimentando à força os caminhos metabólicos que fabricam as prostaglandinas que ativam e agravam inflamações.

O oposto, felizmente, também é verdade. Se consumirmos mais ômega 3 do que ômega 6, estaremos alimentando os mesmos caminhos metabólicos para fabricar mais prostaglandinas anti-inflamatórias das séries 1 e 3.

Essa mudança pequena e simples pode ter um impacto gigantesco sobre qualquer quadro de doença inflamatória. Então, na prática, reduzir o ômega 6 significa evitar óleos vegetais, como óleo de girassol, óleo vegetal simples, óleo de milho, etc., pois são quase ômega 6 puro. Evite refeições prontas processadas, salgadinhos e junk food, pois incluem muitos desses óleos.

A forma mais fácil de aumentar sua ingestão de ômega 3 é consumir peixes oleosos, como salmão, cavala, arenque, etc. Essas não são as fontes mais ricas de ômega 3, mas possuem uma proporção alta de sua forma mais ativa, EPA, que é rapidamente convertido no nosso corpo para ajudar a produzir a prostaglandina com a ação anti-inflamatória mais forte, da série 3.

Fontes vegetais de ômega 3 incluem sementes de linhaça, sementes de chia e nozes. Lembre-se, porém, que os efeitos serão bem menos pronunciados e levarão mais tempo para serem percebidos, pois a forma vegetal do ômega 3, ALA, requer vários estágios de conversão antes de poder se tornar a prostaglandina ativa. Seres humanos não são muito bem-sucedidos em fazer essa transformação quando a fonte é uma planta, em vez de um peixe. Talvez convertamos 10% do ALA que ingerimos, com sorte!

PROBIÓTICOS E PREBIÓTICOS

Não importa o problema digestivo, probióticos são sempre parte do arsenal, já que regulam tantos aspectos da saúde digestiva. Porém, em alguns casos, podem ter uma função bastante específica. Esse certamente é o caso da doença inflamatória intestinal. Acredita-se que algumas cepas bacterianas possam oferecer atividade anti-inflamatória direta e localizada.

O maior benefício dessas bactérias, porém, vem de quando se alimentam de certos tipos de açúcar. Há algumas moléculas grandes e complexas de açúcar que chegam a agir como fonte de alimento para as bactérias boas. Elas são conhecidas como prebióticos e estão presentes em diversos alimentos, como cebolas, legumes e raízes, entre outros. Também podem ser suplementadas (fruto-oligossacarídeos, conhecidos como FOS). Esses nutrientes prebióticos são fermentados pela microbiota intestinal conforme esta se alimenta deles. Tal fermentação cria compostos conhecidos como ácidos graxos de cadeia curta. Descobriu-se que esses compostos fazem reparos em áreas danificadas do intestino e reduzem inflamações. Consulte o seu médico sobre a possibilidade de tomar um suplemento de probiótico e, em seguida, ingerir uma grande variedade de alimentos que sejam fontes de prebióticos.

MELHORES INGREDIENTES PARA ALIVIAR A DOENÇA INFLAMATÓRIA INTESTINAL

Abacaxi

Esta fruta contém uma enzima anti-inflamatória chamada bromelaína. Essa enzima é potente e encontra-se no miolo mais firme do abacaxi. Estudos mostraram que ela oferece uma função anti-inflamatória. Não é nada similar à potência dos efeitos a longo prazo do ômega 3, e seus efeitos são passageiros. Porém, penso que seja um ingrediente útil para seu arsenal.

Abóbora-menina

Adoro abóboras. O sabor adocicado e a versatilidade são maravilhosos. Esses vegetais também são ricos em betacaroteno, responsável pela cor alaranjada viva. O betacaroteno também possui propriedades anti-inflamatórias, porque tem uma certa função antioxidante, o que ajuda a amortecer parte da atividade de radicais livres que surgem no corpo durante uma resposta inflamatória.

Açafrão-da-terra (cúrcuma)

Esta especiaria adorável oriunda do Oriente ganhou a reputação de ser anti-inflamatória. O motivo é a presença interna de um grupo de compostos chamados curcuminoides. Essas são as substâncias responsáveis pela cor amarela agressiva e persistente do açafrão-da-terra (e o motivo pelo qual você deve usar luvas ao prepará-lo, a não ser que queira parecer que está com manchas de nicotina por algumas semanas). Os curcuminoides se mostraram capazes de interromper a produção de compostos de comunicação pró-inflamatória. Isso pode ajudar a reduzir inflamações que já estejam ativas. Embora a maioria das pesquisas tenham sido feitas com extratos concentrados de açafrão-da-terra, também houve diversos experimentos menores focando níveis normais do ingrediente, que seriam consumidos normalmente em sua alimentação. Esses estudos também mostraram resultados positivos que, em parceria com a segurança do tempero, faz dele uma adição frequente ideal para sua alimentação. Coma mais comida indiana!

Batata-doce

Este é mais um alimento anti-inflamatório maravilhoso. Isso se dá por causa dos compostos que dão aquela cor alaranjada à polpa: os carotenoides. Esses compostos são antioxidantes e, por isso, estimulam no corpo uma certa quantidade de atividade anti-inflamatória localizada. Tudo bem, não é tão potente quanto tomar um anti-inflamatório receitado pelo seu médico, mas é um exemplo perfeito do tipo de ingrediente que é possível incorporar na sua alimentação diária com frequência para trazer benefícios cumulativos ao intestino.

Cavala

Este é definitivamente um dos meus ingredientes favoritos para a saúde em geral. Também se torna particularmente importante para condições de inflamação, graças aos níveis muito altos de ácidos graxos ômega 3. Essas gorduras vitais são os elementos básicos do metabolismo do corpo para formar um grupo de compostos chamados prostaglandinas, que são basicamente moléculas de comunicação. Uma de suas funções principais é regular a resposta inflamatória. Há três tipos de compostos de prostaglandina, dois dos quais são anti-inflamatórios, pois desativam e atenuam a resposta inflamatória. Um deles é pró-inflamatório, já que ativa e agrava inflamações. Prostaglandinas são formadas por gorduras diferentes que consumimos em nossa alimentação. Os ácidos graxos ômega 3, como os encontrados em peixes oleosos, são metabolizados para formar as prostaglandinas anti-inflamatórias mais potentes, que são conhecidas como série 3. Bem, resumindo, ao consumir mais ômega 3 de peixes oleosos, forçamos nosso corpo a produzir mais compostos anti-inflamatórios naturais, algo essencial para o cuidado de qualquer questão inflamatória.

Cebola

Um grande ingrediente, que auxilia a saúde digestiva de forma geral. É uma fonte rica de inulina, um prebiótico potente que estimula o crescimento e o desenvolvimento da microbiota intestinal. A microbiota intestinal contribui com um papel importante no reparo e manutenção do tecido intestinal, portanto sustentar seu crescimento é uma parte crucial do controle de qualquer problema digestivo.

Gengibre

Este rizoma possui uma reputação de longa data como ingrediente anti-inflamatório e tem sido estudado consideravelmente na Europa e nos Estados Unidos. Os óleos do gengibre responsáveis por seu sabor picante pungente e aroma são, como sempre, a chave. Esses óleos interrompem a conversão de algo chamado ácido araquidônico em compostos que estimulam e agravam inflamações.

Salmão

Este peixe oleoso é rico em ácidos graxos ômega 3 anti-inflamatórios. Como esbocei anteriormente, essas gorduras fornecem os elementos básicos que o corpo precisa para fabricar seus próprios anti-inflamatórios naturais, as prostaglandinas. Gorduras diferentes são metabolizadas para formar prostaglandinas diferentes. Os ácidos graxos ômega 3 encontrados nos peixes oleosos são metabolizados para formar o tipo de prostaglandina que reduz inflamações. Estudos mostram que o consumo consistente de ácidos graxos ômega 3 surte um efeito imenso em enfermidades inflamatórias. Não estamos falando de curas radicais, mas sim de um controle pessoal, seguro e muito eficaz. É só comer mais salmão, de preferência selvagem!

REFLUXO

Refluxo é uma enfermidade muito comum e acredita-se que aflija de 10% a 20% da população. Também é conhecido por outros nomes, como azia ou indigestão ácida. Resumidamente, envolve o movimento de secreções ácidas do estômago, que sobem a partir do estômago até o esôfago. Isso causa sintomas de queimação esporádica, que conhecemos muito bem como azia. Isso pode vir acompanhado de distensão abdominal, eructação e até mesmo pequenas quantidades de secreção ácida surgindo na boca. Infelizmente, a forma mais popular de lidar com esse problema frequentemente acaba agravando-o a longo prazo. As secreções estomacais são ácidas. É como elas deveriam ser. Fomos projetados dessa forma. O refluxo não surge porque de repente começamos a produzir mais ácido. Ele é causado pelo ácido que sempre deve existir e que, de repente, acessa uma área que não deveria. Porém, a forma mais comum de lidar com o refluxo ou a azia é tomar um antiácido. Ah, claro, isso certamente trará alívio, sem sombra de dúvida. O que acontece em seguida, porém, pode piorar o cenário. Como falei, o estômago é feito para ser um ambiente ácido. Como todos os outros sistemas no corpo, ele tem consciência total de si e está constantemente se automonitorando, de forma que, caso algo dê errado, ele possa detectar e remediar o problema o quanto antes. Quando se trata de acidez estomacal, esse controle ocorre o tempo todo. No estômago, há grupos de células dispostas lado a lado por todo o seu revestimento interno. Um tipo de célula secreta ácido, enquanto a célula vizinha mede a acidez. As duas linhas de células "conversam" entre si. Se, por qualquer motivo, a acidez do estômago sobe demais, as células de medição conversarão com as células que secretam ácido, pedindo que reduzam a liberação. É claro, porém, que o inverso também se aplica. Se o nível de acidez cai, as células que secretam ácido serão estimuladas a secretar mais para consertar. Você consegue imaginar o que está por vir? Quando tomamos antiácidos, estamos reduzindo a acidez do estômago. O que acontece, então? As células que medem a acidez notam isso e pedem que as células responsáveis pelo ácido preparem mais para corrigir a situação. Ou seja, tomar antiácidos pode tornar tudo muito pior – é como esconder a poeira debaixo do tapete.

Causas possíveis para o refluxo:

ESFÍNCTER ESOFÁGICO INFERIOR ENFRAQUECIDO

Este esfíncter é um anel muscular que se encontra no topo do estômago, no ponto de encontro entre o esôfago e o próprio estômago. Esse anel muscular é basicamente feito para separar os dois órgãos. O estômago é um ambiente muito ácido e, por isso, sua superfície é construída de forma que ele não seja danificado pelas próprias secreções ácidas. Outros tecidos, porém, não são. Essa é a função principal do esfíncter esofágico inferior: manter as secreções ácidas longe do esôfago. Ele também serve, claro, para controlar a entrada do bolo alimentar no estômago. Sempre que esse esfíncter enfraquece, sua habilidade de permanecer fechado é diminuída e o conteúdo ácido do estômago pode subir para o esôfago, causando dor, irritação e inflamação.

HÉRNIA DE HIATO

A hérnia de hiato é uma das razões mais comuns para o refluxo prolongado e frequente. Ela ocorre quando uma parte da seção superior do estômago se desloca para um buraco no diafragma. Isso pode ser passageiro ou permanente. De qualquer forma, esse movimento distorce o formato do estômago. O processo também muda o formato do esfíncter que está lá para impedir que o conteúdo estomacal ácido entre em contato com o esôfago. Quando isso ocorre, o que antes era um músculo de formato e tamanho perfeitos passa a ter outro formato, conforme o estômago se distorce. Sua capacidade de fechar propriamente e manter o conteúdo dentro do estômago é consideravelmente prejudicada, o que leva a um vazamento das secreções ácidas estomacais para dentro do esôfago.

ENFRAQUECIMENTO DO ESFÍNCTER ESOFÁGICO INFERIOR

Este anel muscular, como agora sabemos, foi criado para abrir conforme o bolo alimentar escorrega pelo esôfago para dentro do estômago e, em seguida, permanece fechado para garantir que as secreções ácidas do estômago não entrem no esôfago, no qual podem causar irritações, ou até mesmo corrosões, se uma secreção descontrolada persistir. O esfíncter pode ser enfraquecido por certos elementos no seu estilo de vida. Sabe-se que fumar é um dos fatores que mais enfraquece esse músculo. Também acredita-se que fatores alimentares como excesso de gorduras (embora eu sinta que há muito espaço para debate) ou álcool possam enfraquecer o esfíncter temporariamente. Ingestão persistente leva a enfraquecimento crônico. Outro fator alimentar que pode ser determinante em certas pessoas é o café. Porém, se alguém levar meu café expresso matinal embora, espero que saiba correr.

COMER EM EXCESSO

O último e mais óbvio dos fatores que podem causar refluxo temporário é comer em excesso. Se o estômago estiver cheio demais, isso pode causar uma distorção temporária do esfíncter.

PLANO DE AÇÃO NUTRICIONAL PARA O REFLUXO

Em termos de fatores determinantes, as evidências de uma relação causal direta entre um alimento específico e o princípio do refluxo simplesmente não existem. Logo, com isso em mente, tenho uma abordagem para aqueles que sofrem de refluxo focada em uma coisa só: reduzir a inflamação. O refluxo de fato causa irritação e inflamação do esôfago. O alívio dessa situação certamente pode ser obtido por meio da alimentação. Você perceberá que não há uma categoria de receitas para refluxo neste livro. Isso acontece porque há tantas receitas, por todo o livro, cujo objetivo é reduzir inflamações, que é mais fácil listá-las aqui.

COMA VÁRIAS CORES

Sei que todos já ouvimos isso milhões de vezes, mas frutas e vegetais coloridos e com cores vivas de fato são um fator-chave em uma alimentação anti-inflamatória. Espectros de cores diferentes trazem outras categorias de nutrientes e substâncias fitoquímicas. Muitos deles, especialmente os fitoquímicos, atuam como antioxidantes e anti-inflamatórios.

BALANCEIE OS ÁCIDOS GRAXOS

Como aprendemos, precisamos ingerir mais ômega 3 e menos ômega 6. Isso é feito eliminando óleos vegetais, como o de milho, girassol (também vendido como óleo vegetal), óleos de soja e assim por diante. Nunca, *nunca* chegue sequer perto de margarina e evite alimentos processados, que costumam ser lotados até a borda com ômega 6. Confie no azeite de oliva e no óleo de coco para cozinhar, pois ambos praticamente não contêm ômega 6, então não comprometem o balanço. Para aumentar o consumo de ômega 3, aumente o consumo de peixes oleosos antes de tudo, pois são a maior fonte das formas mais ativas do ômega 3: EPA e DHA. Outras fontes alimentares incluem sementes de linhaça, sementes de chia e nozes, mas lembre-se de que elas contêm a forma menos ativa de ômega 3, o ALA. Então, a melhor opção é consumir peixes oleosos. Se você for vegetariano, busque algum dos produtos de EPA derivados de algas que estão começando a aparecer.

RECEITAS PARA ALIVIAR O REFLUXO

Estas receitas realmente trazem os melhores ingredientes anti-inflamatórios e se encontram ao longo do livro.

Batata-doce assada com feijão-branco, espinafre e molho pesto (ver página 86)

Ratatouille com cobertura crocante (ver página 88)

Curry de vegetais fácil e quinoa com ervas (ver página 89)

Kedgeree de salmão (ver página 103)

Sopa de abóbora assada (ver página 106)

Assado de frango com pimentão e azeitonas (ver página 118)

Smoothie de abacaxi com coco (ver página 126)

Salmão assado com purê de abóbora e especiarias (ver página 128)

Curry de batata-doce com espinafre (ver página 132)

Hambúrgueres de salmão com salsa de abacate e salada de espinafre e morango com molho balsâmico (ver página 138)

DICAS GERAIS PARA UMA DIGESTÃO MELHOR

Se você não está necessariamente sofrendo de algum problema digestivo específico, mas gostaria de apenas reforçar sua digestão ou garantir o seu funcionamento da melhor forma possível, as dicas a seguir serão muito úteis.

BEBA MAIS ÁGUA

Sim, este é um clichê de livros sobre saúde, mas é um ponto importante para reiterar. Água é essencial para praticamente todos os aspectos da saúde, especialmente do sistema digestório.

As fibras alimentares, que incham no seu trato digestório e estimulam os receptores de distensão, que, por sua vez, impulsionam os movimentos peristálticos, precisam de água. Elas absorvem a água, o que as faz inchar.

Um corpo desidratado significa conteúdo digestivo desidratado... e isso logo passa a lhe deixar obstruído e desconfortável. Mas quanto se deve beber? Bem, há todo tipo de quantidade abstrata, aleatória e esquisita sendo recomendada por aí. Porém, seu corpo lhe dá uma indicação simples. Beba água até que sua urina fique transparente. Pare de beber nesse ponto. Assim que a urina voltar a ganhar cor, beba um pouco mais. Dessa forma, você normalmente se manterá hidratado. Entretanto, se você estiver tomando suplementos, como vitaminas do complexo B que deixam seu xixi com aquela coloração de laser amarelo fosforescente que mascara a cor verdadeira, eu diria que a regra geral seria de aproximadamente um copo por hora, durante os dias úteis normais.

COMA ALIMENTOS INTEGRAIS

Este é o passo mais simples que você pode dar para obter uma saúde melhor, de modo geral. Isso não significa passar a seguir um regime alimentar estranho de uma hora para a outra. Só quer dizer que você deve comer comida de verdade. Mais nada. Como diz o ditado, se for algo que correu, nadou ou cresceu, coma. Infelizmente, muitos de nós comem coisas que, bem, podem ser tudo, menos alimento. Isso mesmo. Muito do que as pessoas comem hoje não é o que deveríamos adotar como alimentação em situação alguma.

Na minha profissão, acabo conhecendo muita gente que consegue passar uma ou duas semanas sem comer qualquer coisa que lembre alimento fresco. Em vez disso, consomem uma variedade de substâncias estranhas encontradas dentro de embalagens coloridas e aquecidas em um forno de micro-ondas.

Veja bem, não me leve a mal. Não estou demonizando esses alimentos, com o dedo em riste. O problema está na quantidade de consumo desses produtos. Infelizmente, eles dominam nossa alimentação, em grande parte devido a uma noção incorreta de que são opções convenientes ou acessíveis. Bem, doenças cardíacas, diabetes e câncer são bastante inconvenientes, eu acho. E, do ponto de vista da acessibilidade, isso tem muito mais a ver com estratégias de marketing muito inteligentes e eticamente questionáveis.

Em 2014, fiz um documentário para um programa de notícias. Trabalhamos com duas garotas que viviam em uma YMCA de Londres, com um orçamento semanal combinado de 15 libras esterlinas. Elas estavam dependendo de comida embalada de lojas de conveniência. Frequentemente ficavam sem dinheiro e passaram a perceber o impacto daquela comida na sua saúde. Então eu as levei ao mercado local. Voltamos para casa com sacolas grandes cheias de vegetais e tivemos que nos esforçar para gastar 10 libras. Preparei um curry simples do zero que saiu a 60 *pence* por porção. Ele congela muito bem também, então eu as incentivei a cozinhar quantidades maiores, para que pudessem encher seu congelador de "refeições prontas" saudáveis.

Qualquer um pode fazer o mesmo. Ao simplesmente comer mais alimentos frescos e integrais, você ingerirá muito mais fibras, vitaminas, minerais, micronutrientes, fitoquímicos... todas as coisas boas.

CONSULTE O SEU MÉDICO SOBRE A SUPLEMENTAÇÃO COM PROBIÓTICOS

Probióticos, produtos que fornecem bactérias boas que vivem no intestino, são uma excelente forma de dar um impulso geral na sua saúde digestiva. Essas bactérias regulam praticamente todos os aspectos da digestão, de uma forma ou de outra. Seja por um papel na regulação dos movimentos peristálticos (a contração rítmica da parede intestinal que leva tudo adiante) ou fazendo reparos e manutenção de tecidos e estruturas do trato digestório, elas são incrivelmente importantes. Por isso acho uma boa ideia recarregar essa colônia de bactérias de vez em quando. Consulte o seu médico a respeito dos probióticos de cultura mista de espectro amplo (que contêm várias cepas ao mesmo tempo), para fornecer uma boa variedade desses microrganismos benéficos.

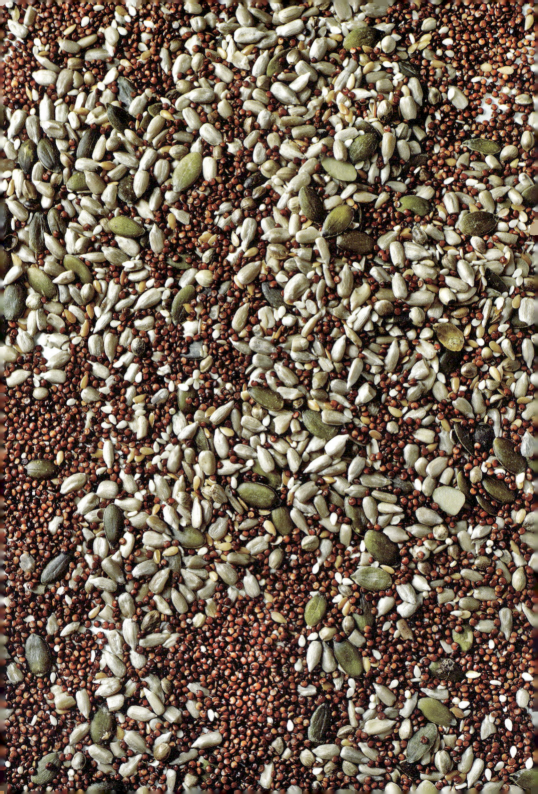

RECEITAS

Refresco de gengibre, aipo e hortelã

Para ser sincero, não sou obcecado por sucos centrifugados, mas alguns ingredientes podem ser muito poderosos quando misturados em um suco. Este é um exemplo perfeito disso. Os sabores são bem fortes, mas é um suco muito eficaz!

1 COPO
3 talos de aipo
folhas de 1 maço de 25 g
   de hortelã, mais 1 ramo
   pequeno para servir
   (opcional)
1 pedaço de 2 a 3 cm
   de gengibre fresco

Passe todos os ingredientes por uma centrífuga e sirva com gelo picado.

Sirva com 1 ramo de hortelã, se quiser.

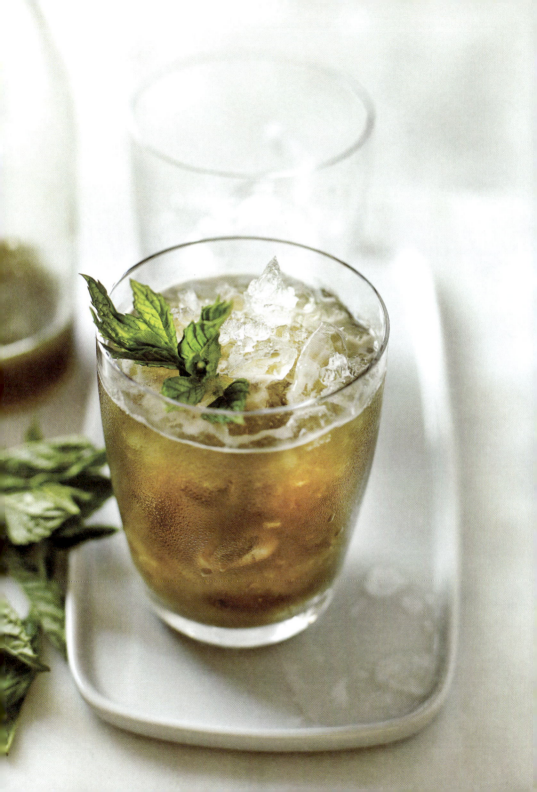

Picolés de abacaxi com hortelã

Apreciar um picolé pode ser uma excelente forma de injetar alguns ingredientes maravilhosos no seu corpo, que podem ser muito benéficos durante uma crise de distensão abdominal.

4 PICOLÉS

½ abacaxi grande descascado, sem miolo fibroso ou olhos, picado

150 g de iogurte probiótico natural

5 gotas de óleo de hortelã

Coloque todos os ingredientes em um liquidificador e bata até obter uma mistura cremosa e uniforme.

Despeje a mistura em forminhas de picolé e deixe congelar de um dia para o outro.

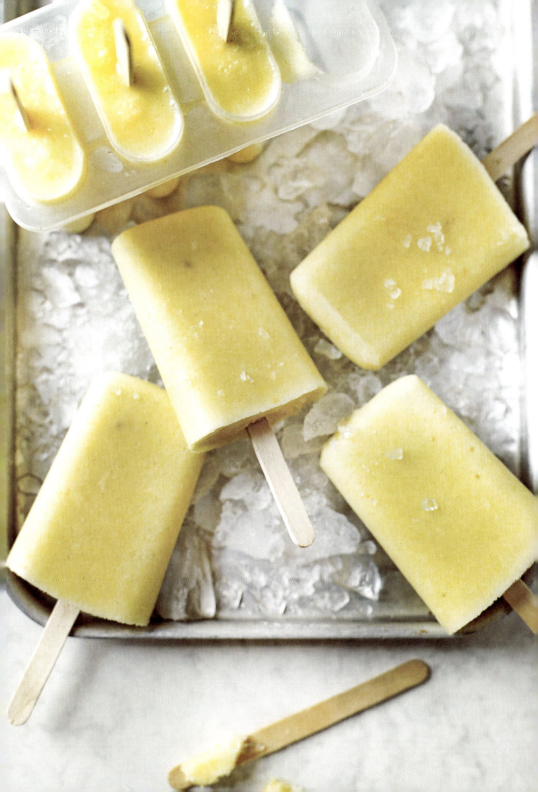

Chá para o estômago Este maravilhoso chá reconfortante pode aliviar os sintomas da distensão abdominal rapidamente. O efeito vem dos óleos essenciais que dão o sabor característico de seus ingredientes!

1 XÍCARA
½ colher (chá) de
    sementes de alcaravia
½ colher (chá) de
    sementes de erva-doce
3 bagas de cardamomo
6 folhas de hortelã

Esmague levemente as sementes e as bagas de cardamomo com as costas de uma colher.

Coloque todos os ingredientes em uma xícara e cubra com água fervente. Deixe fazer a infusão até que o chá comece a esfriar (cerca de 10 a 12 minutos) antes de beber.

Fritada de alho-poró

Como vimos na introdução (ver página 28), alimentar as bactérias boas do seu intestino é uma parte importante no cuidado da distensão abdominal a longo prazo, assim como ajuda a melhorar a digestão, de forma geral. A inulina do alho-poró alimenta essas bactérias, estimulando seu crescimento.

1 PORÇÃO

1 alho-poró pequeno fatiado
2 colheres (chá) de azeite de oliva
sal marinho
3 ovos grandes
50 g de queijo feta

Preaqueça o grill (dourador) do forno. Use uma frigideira que possa ser levada ao forno para refogar o alho-poró no azeite com uma pitada de sal, até que esteja macio.

Bata os ovos em uma tigela e despeje-os sobre o alho-poró. Deixe cozinhar em fogo médio por 3 a 4 minutos, até que a parte inferior e as bordas estejam cozidas, mas com boa parte do centro e da superfície ainda crua.

Esfarele o queijo feta por cima e coloque a frigideira sob o grill por aproximadamente 3 minutos (fique de olho), até que a fritada esteja completamente cozida.

Salada grega com rúcula e alcachofras

Esta variação da receita clássica inclui ingredientes que suavizam a distensão abdominal. As alcachofras, a rúcula e as azeitonas estimulam a produção e a liberação de bile. A bile é vital, pois ajuda na digestão de gorduras e é um laxante natural do corpo. A constipação e a digestão de gorduras deficiente podem causar ou aumentar uma distensão abdominal.

1 PORÇÃO

Para o molho
2 colheres (sopa) de
  azeite de oliva
2 colheres (chá) de
  vinagre balsâmico
½ colher (chá) de
  orégano seco
sal marinho e pimenta-
  -do-reino moída na hora

Para a salada
1 punhado de folhas
  variadas para salada
2 punhados de folhas de
  rúcula
2 colheres (sopa) de
  azeitonas gregas
  (kalamata) sem caroço
200 g de corações de
  alcachofra cozidos
¼ de pepino fatiado
100 g de queijo feta

Misture todos os ingredientes do molho e bata bem para emulsioná-los.

Misture bem as folhas com as azeitonas, os corações de alcachofra, o pepino e o molho. Distribua em uma travessa para servir e esfarele o queijo feta por cima.

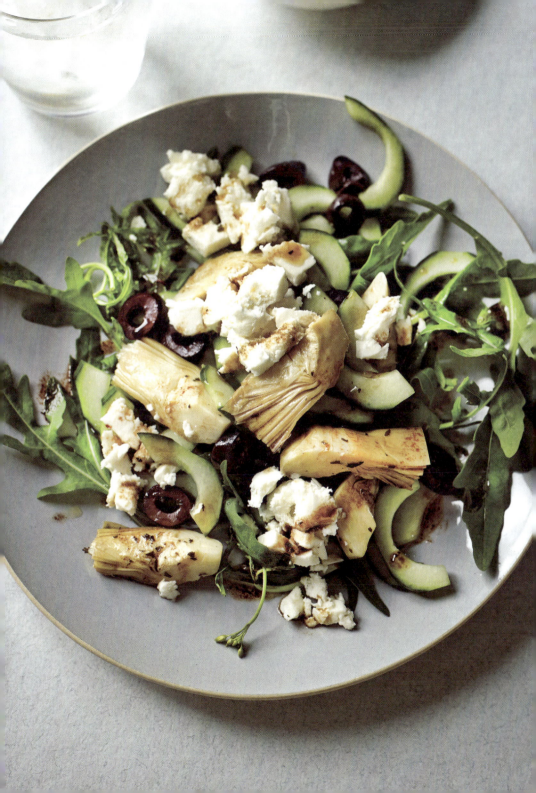

Sopa de tupinambo Ao provar esta sopa pela primeira vez, você pode achar que foi enganado. Isso porque de início pode sentir como se uma guerra digestiva tivesse começado, ficando inchado e com gases em seguida. O que estará sentindo, na verdade, é que as bactérias boas do intestino estão se alimentando em massa, o que faz com que a colônia cresça e se fortaleça. O benefício a longo prazo disso é o alívio da distensão abdominal, além de muitos aspectos da digestão e da saúde digestiva que ficarão melhores.

1 A 2 PORÇÕES
1 cebola branca grande, bem picada
2 dentes de alho bem picados
1 colher (sopa) de azeite de oliva
sal marinho
500 g de tupinambos, picados sem descascar
500 ml de caldo de legumes (e mais um pouco, se precisar)
óleo e flocos de pimenta vermelha, para servir (opcional)

Em uma panela grande, refogue a cebola e o alho no azeite, com uma pitada de sal marinho, até que a cebola esteja macia. Acrescente os tupinambos e caldo o suficiente para cobrir tudo. Você pode acrescentar mais se a sopa estiver muito espessa, mas sopa rala é como mingau aguado!

Cozinhe lentamente, sem ferver, por aproximadamente 20 minutos, até que os tupinambos amoleçam. Bata para formar uma sopa espessa e lisa, acrescentando mais caldo, se quiser. Sirva com um fio de óleo de pimenta, salpicando um pouco de pimenta em flocos (opcional).

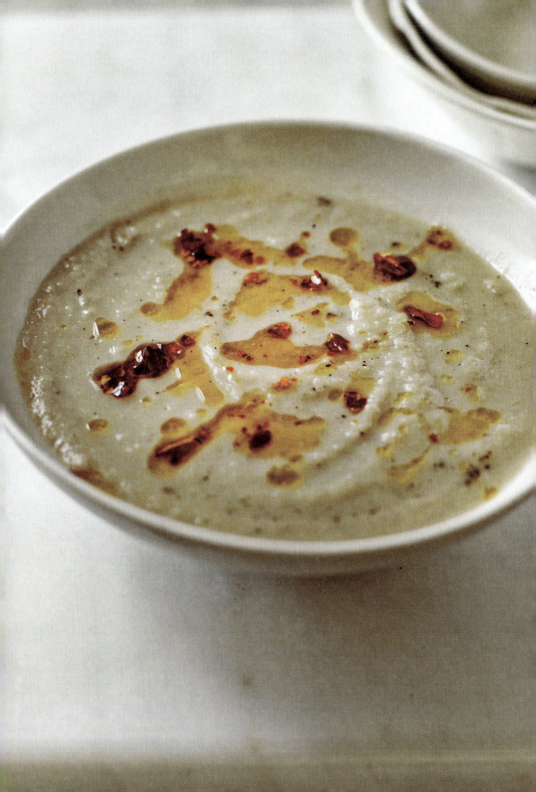

Parfait de iogurte com cardamomo

Inicialmente, criei esta receita refrescante de sabor exótico como uma sobremesa, mas também pode ser fantástica como um café da manhã mais permissivo.

1 PORÇÃO

½ colher (chá) de cardamomo em pó

1 colher (chá) de mel

150 g de iogurte probiótico natural

1 colher (sopa) de aveia em flocos

1 colher (sopa) de mirtilos (blueberries)

1 colher (chá) de sementes de linhaça

Em uma tigela pequena, misture o cardamomo e o mel no iogurte.

Coloque a aveia em um copo alto. Acrescente metade do iogurte por cima da aveia e adicione quase todos os mirtilos. Cubra com o restante do iogurte e finalize com os mirtilos restantes e as sementes de linhaça.

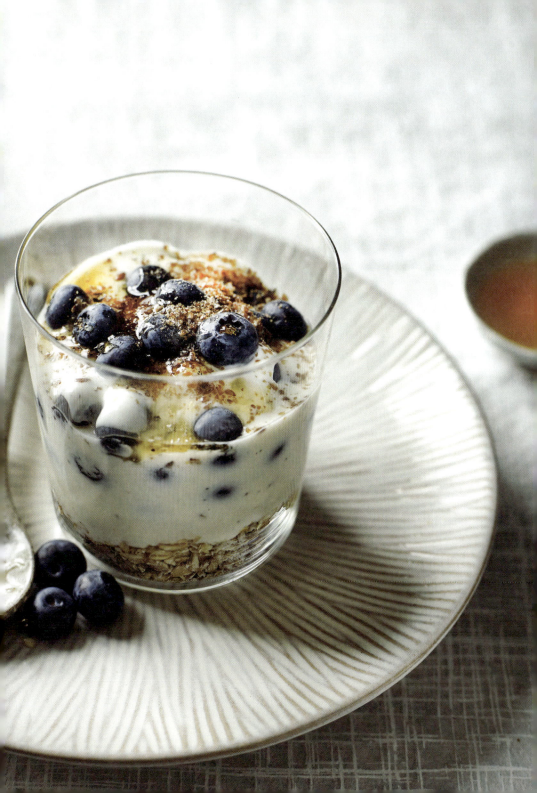

Homus de pimentão vermelho com vegetais crus

Esta pasta é intensa e fresca, com sabores de verão maravilhosos e quantidades enormes de fibras solúveis e insolúveis. É perfeita para servir em dias quentes com um churrasco ou no inverno, dentro de batatas-doces assadas.

2 PORÇÕES (PARA ALMOÇO)

Para o homus
1 pimentão vermelho grande, sem sementes e fatiado no sentido do comprimento
1 fio de azeite de oliva
sal marinho
400 g de grãos-de-bico em conserva, escorridos e lavados
1 dente de alho bem picado
1 colher (sopa) de tahine (pasta de gergelim)
suco de ½ limão-siciliano
2 colheres (sopa) de azeite de oliva extravirgem

Para os vegetais
qualquer combinação de: cenouras, pepinos, salsão, funcho... o que quiser

Preaqueça o forno a 200 °C.

Coloque o pimentão fatiado em uma assadeira. Regue com azeite, tempere com uma pitada de sal e asse na parte mais alta de um forno quente por 20 a 25 minutos. Normalmente, eu recomendaria virar os pimentões algumas vezes durante o processo, mas aqui é interessante deixar algumas partes tostarem, para dar um sabor mais intenso.

Coloque os grãos-de-bico, o alho, o tahine, os pimentões assados, o suco de limão e o azeite extravirgem em um liquidificador e bata até formar um homus uniforme.

Sirva com os vegetais crus.

Dal com espinafre

Sou um verdadeiro fã de dal, que é um cozido indiano de lentilhas. É fácil de fazer, alimenta bem e é muito nutritivo! Lentilhas vermelhas são ricas em fibras solúveis, que incham no intestino e aumentam o movimento intestinal com suavidade e eficácia. Este dal é ótimo como um acompanhamento para carnes ou peixes, mas pode também ser servido sozinho.

2 PORÇÕES

1 cebola roxa bem picada

3 dentes de alho bem picados

1 colher (sopa) de azeite de oliva

250 g de lentilhas vermelhas

até 500 ml de caldo de legumes (talvez não use tudo)

½ a 1 colher (chá) de curry suave em pó, a gosto

3 punhados de espinafre baby

Refogue a cebola e o alho no azeite até que a cebola esteja macia.

Acrescente as lentilhas, um pouco do caldo de legumes e cozinhe sem levantar fervura. Quando o líquido começar a reduzir, adicione mais caldo. Continue desta forma até que as lentilhas estejam macias e começando a desmanchar.

Coloque o curry em pó e misture bem.

Por último, com o cozido em fogo muito baixo, junte o espinafre e misture até que comece a murchar.

Filé de atum com salada de feijões e ervas

Esta receita é uma refeição maravilhosa e realmente serve para um "jantar pronto em minutos". Ideal para quando quiser algo rápido, sem cair na tentação da junk food!

1 PORÇÃO GENEROSA
400 g de feijões variados em conserva, escorridos e lavados
folhas picadas de 1 maço pequeno de salsa
folhas picadas de 1 maço pequeno de coentro
sal marinho e pimenta--do-reino moída na hora
1 filé grande de atum fresco
2 colheres (sopa) de azeite de oliva, mais 2 colheres (chá) para o atum
suco de ½ limão e gomos de limão para servir
½ colher (chá) de alho em pó ou granulado

Coloque os feijões escorridos em uma tigela com as ervas picadas e uma pitada de sal marinho. Misture bem e reserve.

Grelhe o filé de atum levemente por 3 minutos de cada lado (um pouco menos se preferir apenas selado) nas 2 colheres (chá) de azeite.

Misture o suco de limão, as 2 colheres (sopa) de azeite e o alho em pó. Tempere com sal e pimenta a gosto e bata bem para fazer um molho. Tempere os feijões e misture novamente.

Coloque os feijões no centro do prato e finalize com o filé de atum por cima. Sirva com gomos de limão.

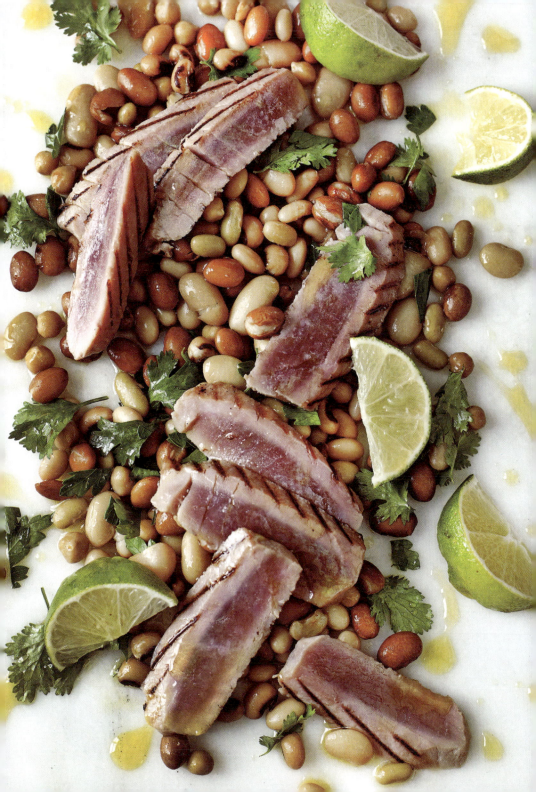

Quesadillas de feijões com milho

Adoro quesadillas! São uma refeição reconfortante, simples e cremosa. Usar tortilhas integrais e recheios saudáveis também faz bem a você.

1 PORÇÃO

200 g de feijões variados em conserva, escorridos e lavados
2 colheres (sopa) de milho verde
½ pimenta vermelha ou verde, bem picada
folhas de 1 maço pequeno de coentro, picadas grosseiramente
2 a 3 punhados de queijo cheddar ralado
sal marinho e pimenta--do-reino moída na hora
2 tortilhas integrais

Preaqueça o forno a 200 °C.

Coloque os feijões em uma tigela e esmague-os parcialmente com um garfo. Acrescente o milho, a pimenta, o coentro e um punhado do queijo ralado. Tempere com sal e pimenta-do-reino a gosto e misture bem.

Espalhe a mistura sobre uma das tortilhas e cubra com o restante do queijo. Coloque a outra tortilha por cima, pressione bem para ficar compacto, transfira a uma assadeira e asse no forno quente por 10 a 15 minutos, até que as tortilhas estejam crocantes e comecem a dourar.

Corte em quatro partes iguais e sirva.

Cozido de missô com batata-doce, lentilha vermelha e feijão-branco

Este prato o deixará incrivelmente saciado e satisfeito! É adocicado, quente e nutritivo, perfeito para uma refeição de inverno, acompanhada de verduras no vapor. Missô é uma pasta de grãos de soja fermentada. É extremamente nutritivo, e o sabor é maravilhoso também. Pode ser encontrado na maioria dos supermercados e lojas de alimentos saudáveis ou de ingredientes asiáticos.

2 PORÇÕES

1 cebola roxa grande bem picada

2 dentes de alho bem picados

sal marinho e pimenta-do-reino moída na hora

1 colher (sopa) de azeite de oliva

200 g de lentilhas vermelhas

1 batata-doce média picada com casca

1 colher (sopa) cheia de missô

400 g de feijões-de-lima em conserva escorridos

Refogue a cebola e o alho no azeite com uma pitada de sal marinho até que a cebola esteja macia.

Acrescente as lentilhas, a batata-doce e água o suficiente para quase cobrir os ingredientes. Cozinhe em fogo brando. Acrescente o missô e misture bem até dissolver.

Continue cozinhando sem ferver até que a batata-doce esteja amolecida e as lentilhas estejam macias e quase desmanchando, formando um cozido espesso. Acrescente os feijões-de-lima e misture bem.

Tempere a gosto, se necessário, antes de servir com verduras levemente cozidas, até murcharem.

Barlotto mediterrâneo

Barlotto é basicamente um risoto. A diferença é que em vez de usar o arroz arbóreo tradicional para risoto (que é basicamente como uma cola no sistema digestório), é feito com cevadinha. É especialmente rico em fibras e possui um impacto baixíssimo na glicemia!

2 PORÇÕES

1 cebola roxa grande bem picada

2 dentes de alho bem picados

1 colher (sopa) de azeite de oliva

sal marinho

250 g de cevadinha

1 abobrinha cortada em semicírculos (misture abobrinha verde e amarela, se quiser)

1 pimentão vermelho sem sementes picado

8 a 10 tomates secos cortados ao meio

1 ℓ de caldo de legumes (mais um pouco, se precisar)

400 g de tomates picados em lata

Comece refogando a cebola e o alho no azeite, com uma boa pitada de sal marinho, até que a cebola esteja macia.

Acrescente a cevadinha e misture bem. Continue mexendo em fogo médio por cerca de 1 minuto. Junte a abobrinha, o pimentão e os tomates secos.

Nesse momento, comece a despejar quantidades pequenas do caldo de legumes, pouco a pouco. Despeje um pouco, espere que seja absorvido e acrescente um pouco mais. Continue fazendo isso até que tenha usado cerca de 500 ml de caldo.

Coloque os tomates picados e continue cozinhando sem ferver até que tenham sido absorvidos, mexendo com frequência.

Prove o barlotto. Se a cevadinha ainda estiver um pouco firme, continue despejando caldo de legumes aos poucos até que o prato fique similar a um risoto tradicional. Sirva.

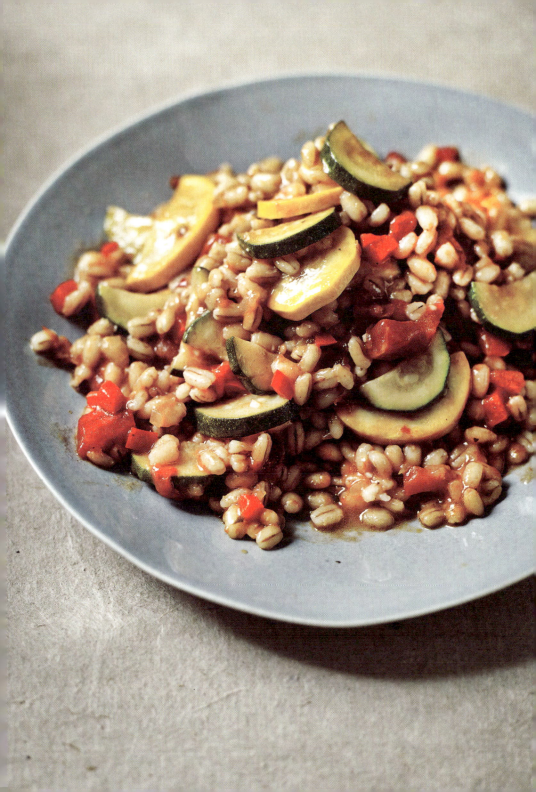

Batata-doce assada com feijão-branco, espinafre e molho pesto

Ao meu ver, isto é uma comida reconfortante! Há algo extraordinariamente satisfatório e viciante neste prato. Perfeito para um jantar informal no inverno, com quantidades altíssimas de fibras e – o mais importante de tudo – saborosíssimo!

1 PORÇÃO
- 1 batata-doce média
- 2 punhados de espinafre baby
- 1 colher (sopa) de azeite de oliva
- 300 g de feijões-de-lima cozidos (ou em conserva, escorridos e lavados)
- 2 colheres (sopa) de molho pesto

Preaqueça o forno a 200 °C.

Fure a batata-doce com uma faca ou espeto, coloque-a em uma assadeira e asse por uma hora. Tudo bem, demora um certo tempo, mas vale *muito* a pena.

Refogue o espinafre no azeite até murchar. Junte os feijões e o molho pesto. Misture bem.

Abra a batata-doce ao meio e recheie-a com a mistura de feijão-branco. Moleza!

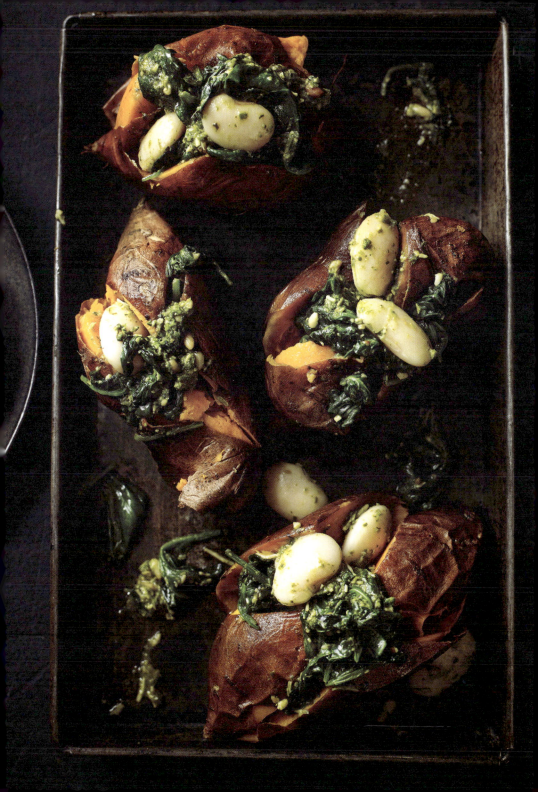

Ratatouille com cobertura crocante

Isto é sensacional! Eu sei, sou suspeito para dizer, mas é sério... É saborosíssimo! Texturas incríveis, quantidades enormes de fibras e abundância de nutrientes! Cai muito bem com uma salada de acompanhamento ou mesmo em porções menores como acompanhamento para peixes brancos ou frango.

1 PORÇÃO

- 1 cebola roxa grande bem picada
- 2 dentes de alho bem picados
- 1 colher (sopa) de azeite de oliva
- sal marinho e pimenta--do-reino moída na hora
- 1 abobrinha fatiada em semicírculos
- 1 pimentão vermelho sem sementes picado
- ½ berinjela pequena picada
- 400 a 500 g de passata de tomate
- cerca de 1 punhado de aveia
- 2 colheres (sopa) de sementes de girassol
- 1 colher (sopa) de sementes de linhaça
- 1 colher (sopa) de queijo parmesão ralado

Comece refogando a cebola e o alho no azeite, com uma boa pitada de sal marinho, até que a cebola comece a ficar macia. Acrescente a abobrinha, o pimentão, a berinjela e continue refogando até que todos os vegetais comecem a ficar macios.

Nesse momento, despeje a passata, tempere com uma quantidade generosa de sal e pimenta (a gosto) e cozinhe sem ferver por 12 a 15 minutos, mexendo com frequência. A mistura precisa ser reduzida até formar um ratatouille espesso, não vegetais em molho de tomate aguado. Deixe o tempo necessário para reduzir e engrossar. Enquanto isso, preaqueça o forno a 180 °C.

Espalhe a mistura de legumes em uma travessa que possa ser levada ao forno. Cubra com aveia até formar uma camada de aproximadamente 5 mm. Travessas variam de tamanho, por isso não especifiquei uma medida; é só cobrir uniformemente e está ótimo! Espalhe as sementes e o parmesão por cima. Asse no forno por 10 a 12 minutos, até a cobertura ficar dourada e crocante.

Curry de vegetais fácil e quinoa com ervas

Esta é uma ótima receita básica de curry! Usar curry em pó pronto pode ser uma heresia culinária, mas, se você nunca fez curry, é uma forma mais rápida de preparo. Use qualquer combinação de vegetais que quiser!

2 PORÇÕES

Para o curry
1 cebola roxa grande bem picada
3 dentes de alho bem picados
1 colher (sopa) de azeite de oliva
sal marinho e pimenta--do-reino moída na hora
1 abobrinha fatiada
½ berinjela pequena bem picada
1 colher (sopa) de curry em pó de sua escolha
1 colher (sopa) de polpa de tomate
200 g de tomates picados em lata
2 punhados de espinafre baby

Para a quinoa
100 g de quinoa
1 maço grande de coentro picado grosseiramente
suco de ½ limão

Refogue a cebola e o alho no azeite, com uma boa pitada de sal marinho, até que a cebola comece a ficar macia.

Acrescente a abobrinha e a berinjela. Salteie por mais 5 minutos, até que os vegetais comecem a ficar macios.

Junte o curry em pó, a polpa de tomate, os tomates picados e cozinhe sem ferver por cerca de 20 minutos. Se o curry estiver parecendo um pouco seco, despeje quantidades pequenas de água para alongar o molho. Lembre-se de usar quantidades muito pequenas de água e sempre provar para verificar o tempero.

No último minuto, coloque o espinafre e continue mexendo, até que ele murche.

Enquanto isso, cozinhe a quinoa em água sem deixar ferver por 20 minutos, até que os grãos cresçam, amoleçam e formem linhas esbranquiçadas ao seu redor. Escorra. Misture com o coentro, o suco de limão e tempere com sal e pimenta a gosto.

Arroz integral de frutos do mar com capim-limão e coentro

Este é um prato adorável de sabor suave, com muitas fibras e sabor maravilhoso! Fica ótimo sozinho ou como acompanhamento para vegetais refogados, ou até mesmo com uma salada.

2 PORÇÕES

- 2 talos grandes de capim-limão
- 150 g de arroz integral de grãos curtos
- 2 dentes de alho bem picados
- 1 pedaço de 2 cm de gengibre fresco, descascado e bem picado
- 3 cebolinhas cortadas em tiras longas
- um pouco de azeite
- sal marinho
- 200 g de frutos do mar variados cozidos
- 2 colheres (chá) de molho de soja
- 1 maço pequeno de coentro
- suco de ¼ de limão

Esmague os talos de capim-limão com algo pesado, como um rolo de macarrão, para parti-los e quebrá-los, assim os sucos saem mais facilmente. Corte ao meio e coloque em uma panela com o arroz integral. Despeje água o suficiente para cobrir tudo e leve à fervura. Cozinhe em fogo baixo, sem ferver, por 30 a 35 minutos, até que o arroz esteja macio. O mais importante é não colocar muita água de uma só vez. Complete com mais água, conforme o arroz parecer seco. Assim, o sabor do capim-limão será absorvido pelo arroz, em vez de ser diluído em um monte de água que seria jogada fora. Quando o arroz estiver cozido, mantenha em fogo brando até que sobre apenas uma quantidade ínfima de água, mexendo para evitar que o arroz grude no fundo.

Use uma panela wok ou frigideira grande para refogar o alho, o gengibre e a cebolinha em um pouco de azeite com uma boa pitada de sal marinho, até que o aroma do alho fique suave, mexendo sempre. Junte os frutos do mar e refogue por cerca de 3 minutos.

Acrescente o arroz integral, descartando o capim-limão, e misture bem. Coloque o molho de soja, o coentro, o suco de limão e misture bem antes de servir.

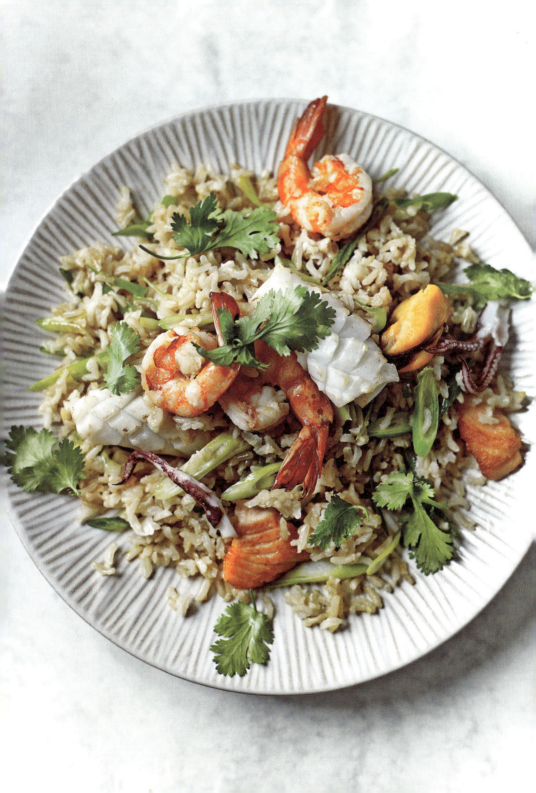

Risoto de arroz integral com aspargos e ervilhas

Este risoto simples é muito saboroso, rico em fibras e sua aparência também impressiona! Se quiser uma versão mais simples, não faça o processo do purê. O risoto de arroz integral precisa de mais caldo que um risoto comum.

2 PORÇÕES

1 cebola grande bem picada (separe cerca de 1 colher de sopa)

3 dentes de alho bem picados (separe 1 dente picado)

1 colher (sopa) de azeite de oliva, mais 2 colheres (chá)

sal marinho

250 g de arroz integral de grãos curtos

1 ℓ de caldo de legumes, e mais um pouco, se precisar

250 g de ervilhas congeladas (separe 70 g)

120 g de aspargos inteiros cortados ao meio

Refogue a cebola com o alho (sem incluir o que separou) em 1 colher (sopa) de azeite com uma pitada de sal, até que a cebola esteja macia.

Acrescente o arroz integral e 4 a 5 colheres (sopa) de caldo. Cozinhe sem levantar fervura até que pareça que o caldo foi quase completamente absorvido. Despeje um pouco mais.

Continue acrescentando o caldo aos poucos e frequentemente, cozinhando por cerca de 45 minutos, até formar um risoto espesso. Você pode precisar acrescentar mais caldo, pois o arroz integral pode exigir isso.

Junte as ervilhas na metade do processo. Acrescente os aspargos nos últimos 5 minutos.

Enquanto isso, refogue a cebola e o alho separados em uma outra panela, com um pouco de sal marinho e 2 colheres (chá) de azeite, até que a cebola esteja macia. Junte o restante das ervilhas e caldo de legumes o suficiente para cobrir. Cozinhe sem ferver, até que as ervilhas estejam macias, e bata para formar um purê.

Porcione o risoto em tigelas individuais e faça um buraco no centro de cada um. Preencha com o purê.

Pizza de tortilha com beterraba, queijo de cabra e rúcula

Esta é uma forma rápida e fácil de matar aquela vontade de comer uma pizza. Gosto de pizzas de tortilha: matam a vontade, mas sem 20 cm de puro amido refinado no seu prato! A tortilha é tão fina que não passa de uma base para outros ingredientes maravilhosos!

1 PORÇÃO

2 colheres (chá) de polpa de tomate
1 tortilha integral grande
1 beterraba grande ou 2 pequenas, cozida(s) e picada(s)
70 g de queijo de cabra
1 colher (sopa) de pinoli
1 punhado de folhas de rúcula

Preaqueça o grill (dourador) do forno na temperatura mais alta.

Espalhe a polpa de tomate por um dos lados da tortilha. Cubra com a beterraba. Esfarele o queijo de cabra por cima e cubra com pinoli.

Coloque sob o grill até que o queijo esteja borbulhando e as bordas estejam começando a dourar.

Transfira para um prato e finalize com folhas de rúcula.

Assado de berinjela
Este prato nutritivo e atraente traz memórias de viagens ao Mediterrâneo... ah, e faz muito bem também!

2 A 3 PORÇÕES
- 3 berinjelas fatiadas no sentido do comprimento
- 1 colher (sopa) de azeite de oliva
- 1 cebola roxa grande bem picada
- 2 dentes de alho bem picados
- ½ pimentão vermelho sem sementes picado
- sal marinho e pimenta--do-reino moída na hora
- 680 g de passata de tomate
- 2 colheres (chá) de manjericão seco
- 300 g de espinafre baby
- 1 punhado de muçarela ralada (opcional)

Preaqueça o forno a 200 °C.

Comece fritando (ou grelhando, se quiser marcas de grelha) as fatias de berinjela em um pouco de azeite, até que fiquem mais macias. Isso melhora a textura do prato no final.

Refogue a cebola, o alho e o pimentão no azeite restante, com uma boa pitada de sal marinho, até que a cebola e o pimentão estejam macios.

Acrescente a passata e o manjericão seco. Cozinhe sem ferver por cerca de 15 minutos, até engrossar um pouco. Tempere com sal e pimenta. Junte o espinafre e mexa até murchar.

Forre uma travessa funda (que possa ser levada ao forno) com algumas fatias de berinjela. Cubra com uma camada da passata. Em seguida, cubra com outra camada de berinjela, outra de passata e berinjela mais uma vez. Repita o processo, conforme necessário.

Coloque a travessa na parte superior de um forno quente e asse por cerca de 40 minutos, até que a berinjela esteja completamente cozida e o molho tenha reduzido. Cubra com a muçarela e volte ao forno apenas pelo tempo necessário para derreter.

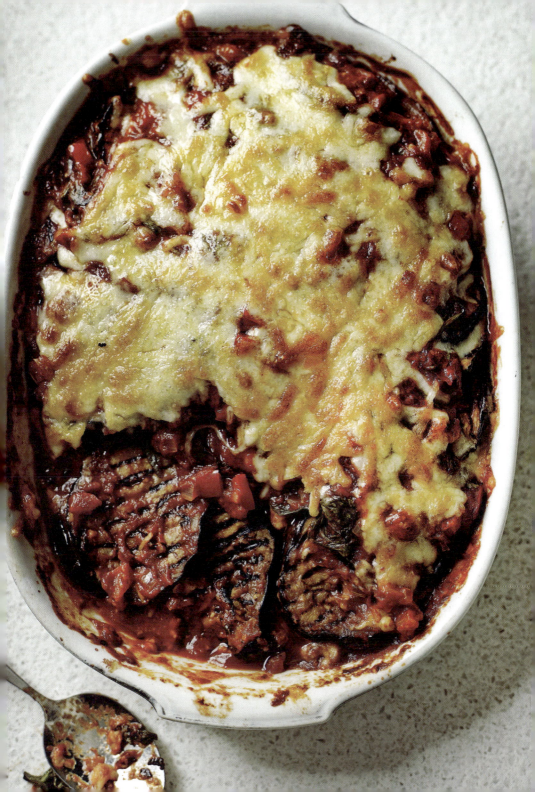

Bolinhas de tâmara com amêndoas e chia

Sementes de chia estão bastante populares! Embora seja justo mencionar que algumas coisas que andam sendo ditas sobre elas sejam um tanto ingênuas, são, sem dúvida, uma fonte incrível de fibras solúveis!

25 UNIDADES
250 g de tâmaras sem caroço
250 g de amêndoas cruas
3 colheres (chá) de sementes de chia
coco seco ralado para cobrir

Coloque as tâmaras, a maior parte das amêndoas e as sementes de chia em um processador de alimentos, e bata na velocidade mais alta, até formar uma pasta firme. Junte o restante das amêndoas e bata brevemente para que sobrem alguns pedaços maiores na pasta.

Espalhe o coco em um prato. Processar os ingredientes em uma velocidade tão alta extrai o óleo das amêndoas, então a pasta estará bem oleosa. Pegue porções da pasta do tamanho do seu dedão, faça bolinhas e passe no coco ralado. Coloque as bolinhas cobertas em um prato limpo.

Quando terminar de enrolar toda a pasta, refrigere as bolinhas por várias horas. Assim ficarão mais firmes e com uma textura deliciosa de mastigar.

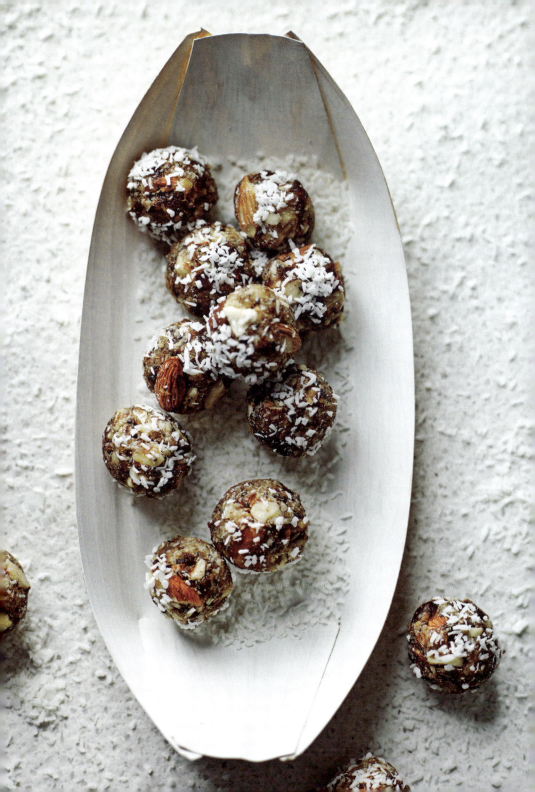

Quadradinhos de tâmara
Perfeitos para um petisco com uma xícara de chá! São ricos em fibras, ferro e vitaminas do complexo B, além de matar aquela vontade de comer doces. Um ótimo negócio!

6 A 8 UNIDADES
- 150 g de óleo de coco, e mais um pouco para untar
- 200 g de tâmaras sem caroço picadas
- 3 colheres (sopa) de mel
- 75 g de aveia em flocos
- 200 g de farinha de trigo integral
- 3 colheres (sopa) de sementes variadas

Unte uma assadeira de metal de 23 cm com óleo de coco. Preaqueça o forno a 180 °C.

Coloque as tâmaras em uma panela com 2 colheres (sopa) de água. Aqueça a panela e cozinhe as tâmaras até formarem uma pasta viscosa. Em outra panela, derreta o mel com o óleo de coco.

Em uma tigela, misture a aveia com a farinha e as sementes. Despeje o mel derretido com óleo de coco por cima e misture bem até obter uma massa.

Com o auxílio de uma colher, distribua metade da massa pela assadeira, pressionando bem. Cubra com a pasta de tâmaras e depois espalhe a outra metade da massa por cima.

Asse no forno por cerca de 30 minutos ou até que a superfície esteja dourada.

Deixe esfriar completamente na assadeira antes de cortar em 6 ou 8 quadradinhos.

Barrinhas de figo com sementes

Figos dão uma textura especial às barrinhas tradicionais, do firme ao crocante, ao grudento. Uma ótima combinação!

6 A 8 UNIDADES

140 g de figos secos macios picados

6 colheres (sopa) de mel

80 g de óleo de coco

300 g de aveia em flocos

50 g de goji berries

50 g de tâmaras sem caroço picadas

75 g de sementes variadas

Preaqueça o forno a 190 °C. Forre uma assadeira de metal de 23 cm com papel-manteiga.

Coloque os figos em uma panela com cerca de 150 ml de água e cozinhe sem ferver até que a água reduza à metade. Transfira tudo para um processador de alimentos e bata para formar uma pasta.

Derreta o mel com o óleo de coco em uma panela. Junte a pasta de figo e misture bem.

Despeje essa mistura sobre os outros ingredientes e mexa bem.

Transfira a mistura para a assadeira forrada e asse por aproximadamente 25 minutos, até que comece a dourar. Deixe esfriar completamente na assadeira antes de cortar em 6 ou 8 quadradinhos.

Crumble de maçã com aveia

Sou bastante parcial no que diz respeito a um bom crumble de maçã. Infelizmente, uma grande variedade de versões contém muito açúcar, o que não é realmente necessário. Esta receita é uma opção muito mais saudável.

2 PORÇÕES

Para o recheio

450 g de maçãs com casca, sem miolo, picadas
¼ de colher (chá) de estévia
1 colher (chá) de canela em pó

Para o crumble

100 g de farinha de trigo integral
87 g de aveia em flocos
¼ de colher (chá) de estévia
1 colher (sopa) de sementes variadas
85 g de óleo de coco

Preaqueça o forno a 180 °C.

Comece com o recheio. Coloque as maçãs e a estévia em uma panela com 1 colher (sopa) de água e cozinhe sem ferver em fogo alto por 10 a 12 minutos, até que as maçãs estejam macias e começando a ficar cozidas. Acrescente a canela e misture bem. Tire do fogo e espalhe a mistura sobre uma travessa de 23 cm que possa ser levada ao forno, ou em duas travessas individuais.

Misture a farinha com a aveia, a estévia e as sementes. Derreta o óleo de coco, despeje sobre a mistura de aveia e misture bem. Polvilhe as maçãs com a mistura do crumble e pressione levemente.

Asse no forno por 10 a 15 minutos, o suficiente para que o crumble comece a ficar crocante e as maçãs estejam borbulhando.

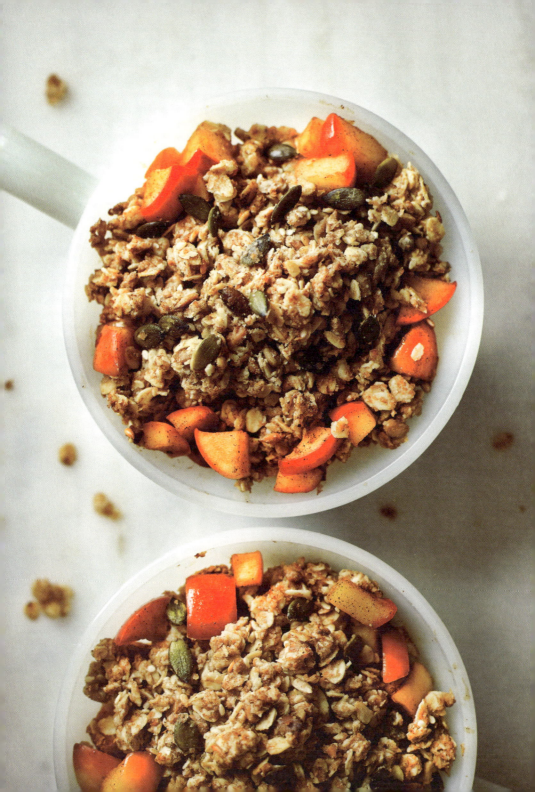

Mexido mediterrâneo Um café da manhã rápido, saboroso e nutritivo!

1 PORÇÃO

1 tomate italiano
  picado
2 colheres (chá) de
  azeite de oliva
2 ovos grandes
  levemente batidos
70 g de queijo feta
1 ramo pequeno de
  manjericão picado
  grosseiramente

Refogue o tomate no azeite por 7 ou 8 minutos. Acrescente os ovos e continue mexendo até fazer ovos mexidos.

Esfarele o queijo feta e finalize com o manjericão.

Kedgeree de salmão Sou um grande fã de kedgeree. Pode lhe deixar satisfeito por horas e realmente prepará-lo para um dia atarefado.

1 A 2 PORÇÕES

75 g de arroz basmati integral

½ colher (chá) de curry em pó

1 punhado de espinafre baby

sal marinho e pimenta--do-reino moída na hora

1 filé de salmão cozido, sem pele e em lascas

2 ovos grandes cozidos e cortados em gomos

Coloque o arroz e o curry em pó em uma panela, adicione água o suficiente para cobrir e cozinhe sem levantar fervura em fogo alto por cerca de 20 minutos, até que o arroz esteja macio. Talvez seja necessário colocar mais água durante o processo.

Acrescente o espinafre, no último minuto, para murchar. Prove e ajuste o tempero.

Quando o arroz estiver cozido, junte as lascas de salmão e misture bem.

Coloque a mistura em pratos com gomos de ovo cozido por cima.

Mingau de canela com leite de aveia

Alguns grãos podem ser problemáticos ao seguir uma dieta FODMAP, mas a aveia não é um problema. Este mingau saboroso e reconfortante fica pronto em minutos!

1 PORÇÃO
50 g de aveia em flocos
225 ml de leite de aveia
1 colher (chá) de canela em pó
2 colheres (chá) de xarope de bordo (maple syrup)

Coloque a aveia e o leite de aveia em uma panela e cozinhe sem ferver por 5 a 6 minutos, ou até que a aveia esteja macia.

Acrescente a canela e sirva com um fio de xarope de bordo. Adicione mirtilos (blueberries) e morangos, se estiver na época, para incrementar, se quiser.

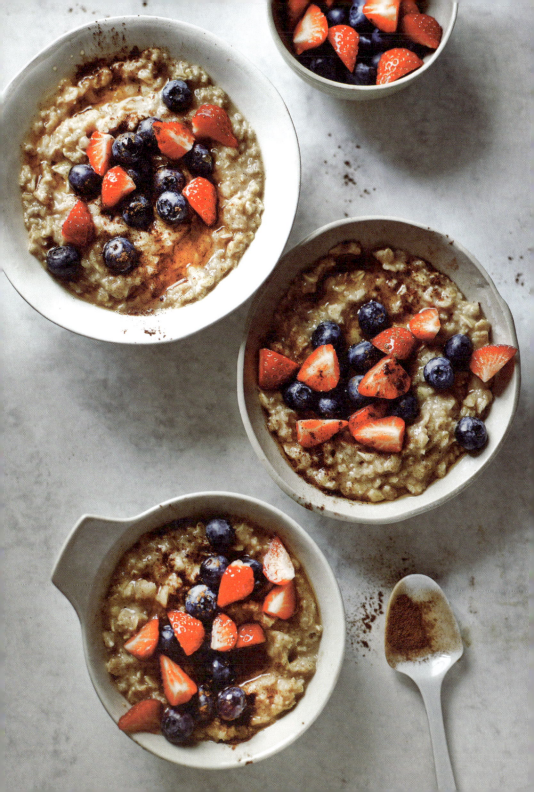

Sopa de abóbora assada
Assar a abóbora lentamente cria um sabor mais complexo. Como a dieta dos FODMAPs evita cebola e alho, é importante agregar sabores interessantes.

2 A 3 PORÇÕES

1 abóbora-menina grande com casca picada

1 colher (sopa) de azeite de oliva

sal marinho e pimenta--do-reino moída na hora

400 ml de leite de coco

200 ml de caldo de legumes

sementes de gergelim e ramos de coentro para servir (opcional)

Preaqueça o forno a 200 °C.

Distribua a abóbora em uma assadeira. Regue com azeite, tempere com uma pitada de sal marinho e pimenta, misture bem e asse na parte mais alta do forno quente por aproximadamente 45 minutos. Vire os pedaços ocasionalmente, mas eu gosto de deixar algumas partes dourarem e caramelizarem um pouco para dar mais sabor.

Quando estiver assada, transfira a abóbora para uma panela. Acrescente o leite de coco e caldo o suficiente para cobrir. Tempere com mais um pouco de sal e pimenta e deixe cozinhar por 10 minutos, sem ferver.

Despeje em um liquidificador ou processador de alimentos e bata até formar uma sopa espessa e deliciosa. Sirva com algumas sementes de gergelim e coentro por cima, se quiser.

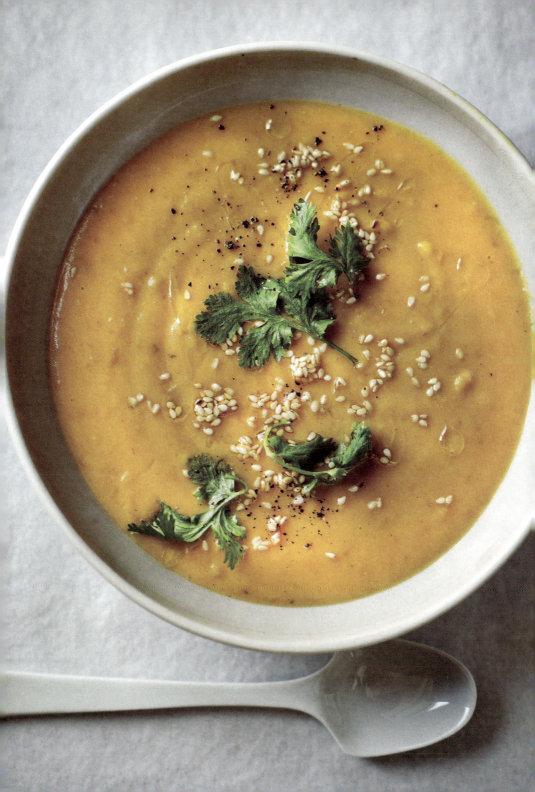

Pimentões recheados com carne de peru

Este prato é lindo e cai bem em qualquer época do ano. Experimente servir com uma salada bem fresca no verão ou com vegetais cozidos no inverno. É nutritivo, saboroso e fresco!

1 PORÇÃO

200 g de carne de peru moída

1 ovo levemente batido

1 colher (sopa) de azeitonas gregas (kalamata) sem caroço picadas

2 colheres (chá) de orégano seco

sal marinho e pimenta-do-reino moída na hora

2 pimentões vermelhos cortados ao meio e sem sementes

4 a 8 colheres (chá) de queijo parmesão ralado a gosto

Preaqueça o forno a 180 °C.

Misture a carne de peru com o ovo, as azeitonas, o orégano e quantidades generosas de sal e pimenta.

Recheie as quatro metades de pimentão com essa mistura e cubra cada uma com 1 a 2 colheres (chá) de parmesão ralado.

Asse no forno por 50 minutos. Sirva acompanhado de uma salada ou de vegetais cozidos.

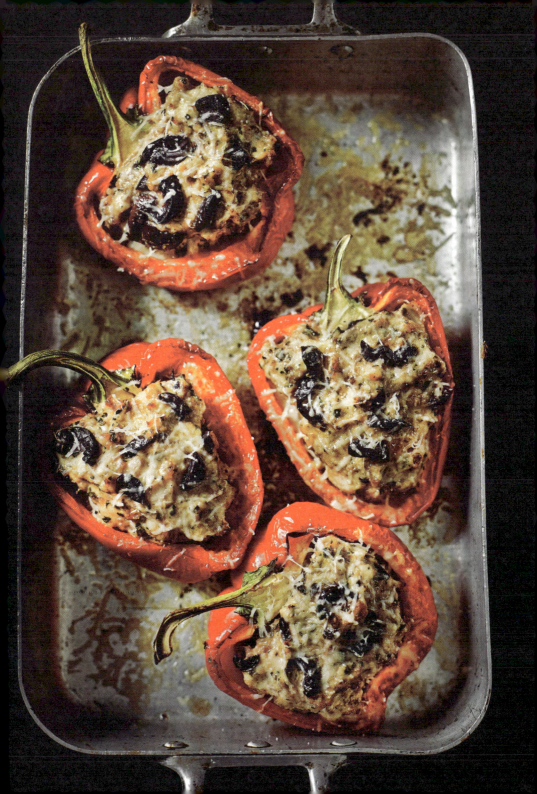

Queijo halloumi grelhado com vegetais mediterrâneos assados e quinoa
O puro sabor do verão: alimenta bem sem deixar de ser leve! Minha ideia de paraíso!

1 PORÇÃO

75 g de quinoa

1 pimentão vermelho sem sementes picado

½ abobrinha fatiada

1 a 2 colheres (sopa) de azeite de oliva, mais 2 colheres (chá)

1 colher (chá) de orégano seco

½ colher (chá) de alho granulado

¼ de colher (chá) de páprica defumada

sal marinho e pimenta--do-reino moída na hora

3 a 4 fatias de queijo halloumi

Preaqueça o forno a 180 °C.

Coloque a quinoa em uma panela e cubra com água fervente. Cozinhe sem ferver por 20 minutos, até que fique macia e linhas esbranquiçadas se formem em torno dos grãos. Escorra.

Enquanto isso, misture os vegetais com 1 a 2 colheres (sopa) de azeite, o orégano, o alho granulado e a páprica defumada, além de uma boa pitada de sal e pimenta. Misture bem, coloque em uma assadeira de metal e asse no forno por 20 a 25 minutos, mexendo com frequência.

Em uma frigideira grill ou pequena, grelhe o queijo cuidadosamente com as 2 colheres (chá) de azeite por no máximo 3 ou 4 minutos de cada lado. A ideia é grelhar apenas por tempo o suficiente para que o queijo fique levemente dourado de cada lado.

Sirva a quinoa em um prato com os vegetais assados e coloque o queijo por cima.

Arroz com missô, espinafre e frango

Este é um prato reconfortante, parecido com um congee chinês, mas com os sabores da sopa de missô japonesa.

1 PORÇÃO
1 peito de frango grande
75 g de arroz integral
1 colher (sopa) de missô (qualquer um, mas o marrom é melhor, se você tiver)
2 punhados de espinafre baby

Preaqueça o forno a 190 °C.

Coloque o peito de frango em uma assadeira e asse por cerca de 30 minutos.

Enquanto isso, cubra o arroz com água fervente e cozinhe sem voltar à fervura por aproximadamente 20 minutos, até que o arroz esteja macio, e então escorra.

Despeje cerca de 1½ caneca de água quente em uma tigela. Acrescente o missô e misture bem até dissolver.

Coloque o arroz no centro da tigela, tentando fazer um monte no meio da sopa.

Distribua as folhas de espinafre por cima para que murchem naturalmente. Fatie o peito de frango e coloque as fatias sobre o espinafre.

Verduras à moda indonésia com arroz integral

O nome deste prato faz com que soe mais singelo do que realmente é. Modifiquei minha receita original, que usa alho e cebola. Esta é uma versão cheia de sabor, que extrai o máximo de verduras que normalmente são um pouco sem graça, além de uma combinação de sabores que é fácil de viciar!

1 PORÇÃO

75 g de arroz integral
1 maço grande de couve em tiras
1 abobrinha fatiada
1 colher (sopa) de azeite de oliva
sal marinho e pimenta-do-reino moída na hora
1 colher (sopa) cheia de manteiga de amendoim (de boa qualidade e sem adição de açúcar)
2 colheres (chá) de molho de soja
1 colher (chá) de xarope de bordo (maple syrup)
½ colher (chá) de tempero cinco especiarias chinesas

Coloque o arroz em uma panela, cubra com água fervente e cozinhe sem ferver por 20 minutos, até ficar macio.

Enquanto isso, refogue a couve e a abobrinha no azeite com uma boa pitada de sal marinho, até que a abobrinha esteja macia. Mexa o tempo todo, pois podem grudar e queimar, o que deixa um sabor amargo.

Junte a manteiga de amendoim, o molho de soja, o xarope de bordo e misture bem. Polvilhe de tempero cinco especiarias chinesas e misture bem novamente.

Sirva com o arroz integral.

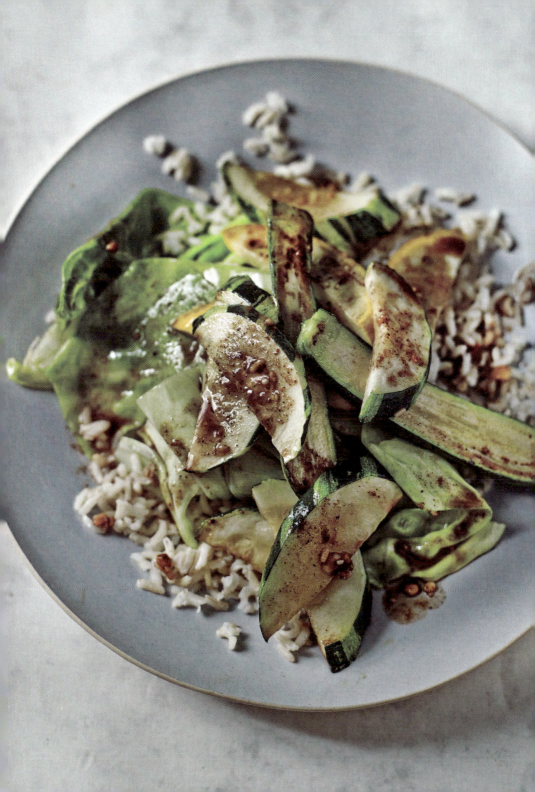

Yakisoba

Como tive a sorte de ter passado muito tempo no Japão, acabei desenvolvendo um verdadeiro amor por macarrão soba. Ele é feito de trigo-sarraceno, um grão rico em nutrientes e de digestão leve. Certifique-se de obter o verdadeiro macarrão de trigo-sarraceno, pois está dentro da dieta dos FODMAPs (alguns contêm trigo, que não faz parte da dieta).

1 PORÇÃO

1 cenoura pequena cortada em tiras finas
1 abobrinha pequena cortada em tiras finas
1 colher (sopa) de azeite de oliva
100 g de camarões grandes sem casca e limpos
1 porção de 114 g de macarrão soba
2 colheres (chá) de molho de soja
2 colheres (chá) de óleo de gergelim
sal marinho

Use uma panela wok ou frigideira grande para refogar a cenoura e a abobrinha no azeite por cerca de 10 minutos, até que comecem a amolecer. Junte os camarões e continue cozinhando por mais 3 minutos aproximadamente, até que estejam cozidos.

Enquanto isso, coloque o macarrão em uma panela, despeje água fervente e cozinhe sem ferver por cerca de 10 minutos, até que esteja macio. Escorra.

Junte o macarrão aos vegetais e camarões e misture bem. Acrescente o molho de soja, o óleo de gergelim, uma pitada de sal marinho e misture bem.

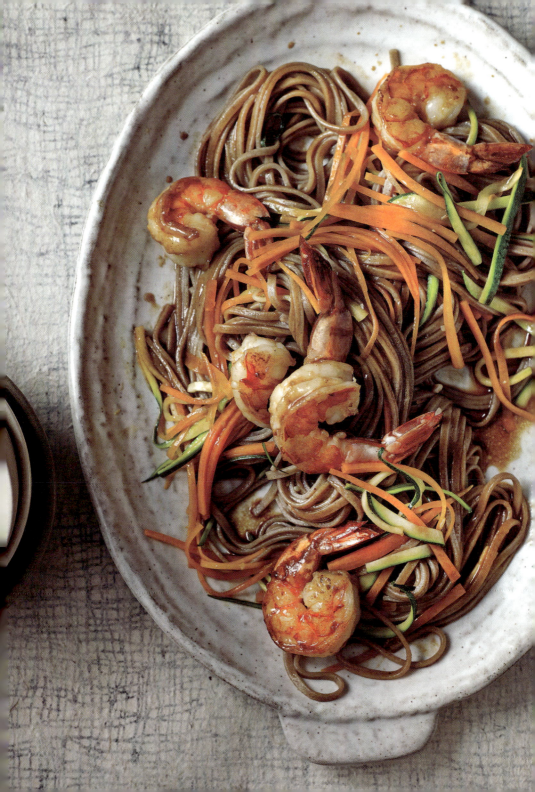

Quinoa temperada com espinafre, endro, queijo feta e azeitonas kalamata

Este prato é cheio de sabor e tem um toque grego encantador! Fica ótimo como acompanhamento para peixes brancos ou frango, ou então como uma salada de almoço.

1 PORÇÃO

75 g de quinoa
½ pepino pequeno picado
2 punhados de espinafre baby picado
2 colheres (sopa) de azeitonas gregas (kalamata) sem caroço picadas
80 g de queijo feta esfarelado
1 maço pequeno de endro (dill) fresco picado grosseiramente
½ colher (chá) de canela em pó
sal marinho e pimenta-do-reino moída na hora

Coloque a quinoa em uma panela e cubra com água fervente. Cozinhe sem ferver por aproximadamente 20 minutos, até que fique macia e linhas esbranquiçadas se formem em torno dos grãos. Escorra.

Em uma tigela, adicione a quinoa, o pepino, o espinafre, as azeitonas, o queijo e o endro. Misture bem.

Polvilhe a canela, um pouco de sal e a pimenta-do-reino. Misture bem antes de servir.

Pad thai de frango com cogumelos shitake

Amo um bom pad thai! Infelizmente, a receita tradicional contém uma boa quantidade de FODMAPs. As mudanças resultaram em uma versão que é próxima da receita original, mas que não causa problemas mais tarde. Uma receita vencedora!

1 PORÇÃO

- 125 g de macarrão de arroz achatado
- 1 pimenta vermelha bem picada, com sementes
- 1 colher (sopa) de azeite de oliva
- 1 peito de frango sem pele picado
- 75 g de cogumelos shitake fatiados
- suco de 1 de limão
- 2 colheres (chá) de molho de peixe tailandês
- 2 colheres (chá) de molho de soja
- 2 colheres (chá) de xarope de bordo (maple syrup) ou agave
- 1 punhado de amendoim salgado
- 1 maço pequeno de coentro fresco picado grosseiramente

Coloque o macarrão em uma tigela e cubra com água quente. Deixe amolecer (cerca de 15 minutos, mas verifique na embalagem).

Em uma panela wok ou frigideira grande, refogue a pimenta no azeite por cerca de 1 minuto.

Acrescente o frango e continue refogando por mais ou menos 8 minutos, até que a carne esteja cozida. Em caso de dúvida, corte um pedaço ao meio. Se houver algum traço de carne rosada, continue refogando por 1 minuto e verifique novamente.

Junte os cogumelos e continue refogando até que estejam cozidos.

Escorra o macarrão amolecido, coloque o na panela, misture bem e abaixe o fogo.

Acrescente o suco de limão, o molho de peixe, o molho de soja, o xarope de bordo ou agave e misture bem. Coloque em um prato e finalize com amendoins e coentro.

Assado de frango com pimentão e azeitonas

Esta receita simples de uma travessa é excelente em qualquer circunstância! Ela transborda de sabores mediterrâneos e nutrientes!

2 PORÇÕES

2 pernas inteiras de frango (coxa e sobrecoxa conectadas)
2 pimentões vermelhos grandes, sem sementes e fatiados no sentido do comprimento
1 colher (sopa) de azeite de oliva
1 colher (sopa) de vinagre balsâmico
1 colher (chá) de manjericão seco
3 folhas de louro
sal marinho e pimenta--do-reino moída na hora
1 colher (sopa) de azeitonas gregas (kalamata) sem caroço

Preaqueça o forno a 190 °C.

Coloque o frango e os pimentões em uma travessa que possa ir ao forno. Regue com azeite e vinagre balsâmico e misture bem. Salpique com manjericão seco, torça as folhas de louro e coloque-as também. Tempere. Coloque a travessa na parte superior do forno e asse por 45 minutos, mexendo uma vez no meio do processo. Junte as azeitonas 5 minutos antes do final.

Sirva com uma salada de acompanhamento ou quinoa cozida.

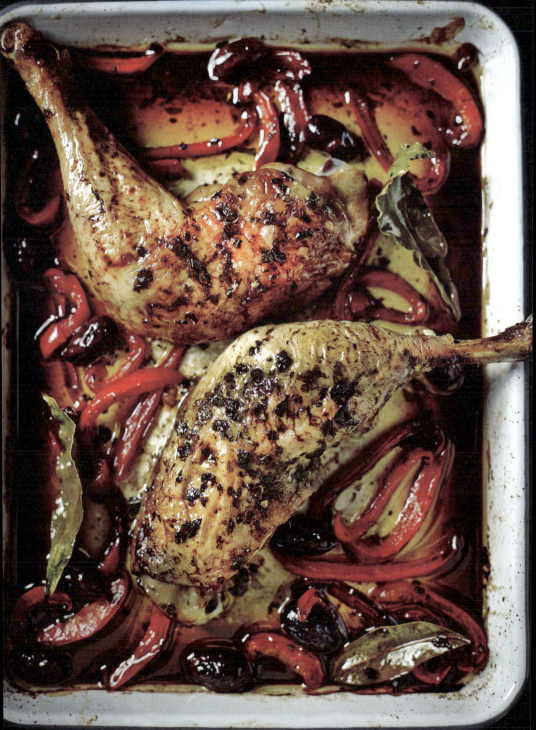

Almôndegas de peru com abobrinha salteada e batata-doce assada

Esta receita é um pouco mais trabalhosa, mas ótima para uma refeição saudável de final de semana. Alimenta muito bem e é saborosíssima!

2 PORÇÕES

- 300 g de carne de peru moída
- 1 ovo levemente batido
- 2 colheres (chá) de ervas secas variadas
- 1 colher (chá) de queijo parmesão ralado
- ¼ de abobrinha ralada, mais 1 abobrinha fatiada
- sal marinho e pimenta-do-reino moída na hora
- 1 batata-doce pequena cortada em gomos
- 2 colheres (sopa) de azeite de oliva, e mais um pouco para as batatas-doces
- 180 ml de caldo de galinha

Preaqueça o forno a 190 °C.

Coloque a carne, o ovo, as ervas, o parmesão e a abobrinha ralada em uma tigela com uma boa pitada de sal e um pouco de pimenta. Misture bem e enrole formando almôndegas com cerca de 2,5 cm de diâmetro. Coloque em um prato e refrigere por 30 minutos. Isso as deixa mais firmes para trabalhar.

Coloque os gomos de batata-doce em uma assadeira, regue com azeite, tempere com sal, misture bem e asse por 25 a 30 minutos, ou até que as batatas estejam macias e as bordas crocantes e douradas. Certifique-se de virá-las frequentemente durante o processo.

Em uma frigideira com tampa, frite as almôndegas em 1 colher (sopa) de azeite por aproximadamente 7 minutos, virando com frequência, até que comecem a ficar douradas.

Despeje 2/3 do caldo de galinha, tampe e cozinhe até que a maior parte do líquido tenha sido absorvida. Acrescente o restante do caldo e cozinhe sem tampar, até que todo o líquido evapore.

Quando estiverem quase prontas, salteie a abobrinha fatiada no azeite restante com bastante sal e pimenta, até ficar macia.

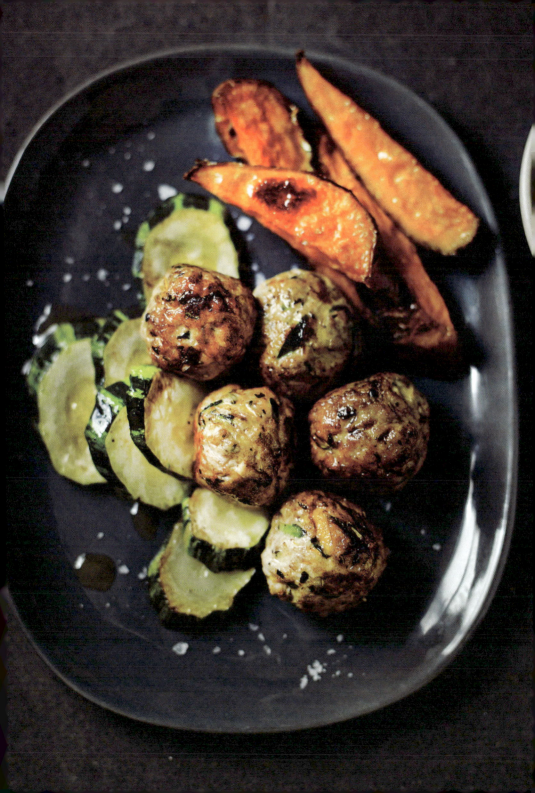

Frango recheado com vegetais ao molho pesto

A dieta dos FODMAPs pode fazer com que as pessoas ocasionalmente se entediem com a comida, pois, assim que se deparam com a lista de restrições alimentares, ficam desanimadas. Este prato serve para mostrar que não precisa ser assim!

2 PORÇÕES

1 abobrinha grande fatiada

1 pimentão vermelho grande, sem sementes e fatiado no sentido do comprimento

½ berinjela pequena picada

1 colher (sopa) de azeite de oliva

1 colher (sopa) de molho pesto sem alho

2 peitos de frango grandes com pele

250 g de espinafre baby

1 colher (sopa) de ricota

10 g de endro (dill) picado grosseiramente

pimenta-do-reino moída na hora

50 g de queijo feta

Preaqueça o forno a 200 °C.

Salteie a abobrinha, o pimentão vermelho e a berinjela em um pouco de azeite até que fiquem macios. Acrescente o molho pesto e misture bem.

Enquanto isso, pegue os peitos de frango e lentamente passe os dedos por dentro da pele, para separá-la da carne e formar uma espécie de bolso.

Coloque o espinafre no vapor por 4 a 5 minutos em uma panela apropriada, até murchar. Esprema para extrair toda a umidade e pique bem fino. Transfira o espinafre para uma tigela com a ricota, o endro e um pouco de pimenta-do-reino. Misture bem. Esfarele o queijo feta por cima e misture novamente, com cuidado.

Preencha o espaço entre a pele e o peito de frango com o recheio de espinafre e queijo. Coloque os peitos em uma assadeira e asse na parte superior de um forno quente por cerca de 20 minutos. Sirva com a mistura de abobrinha.

Smoothie de manga com melão e chia

Este smoothie diferente mas saboroso tem uma textura fabulosa graças às sementes de chia. Essas doses concentradas de ômega 3 ajudam a aumentar a ação anti-inflamatória já oferecida pelos carotenoides das frutas. Este smoothie fica bem espesso, então é fácil passá-lo para uma tigela e servir com sementes e frutas picadas, como sobremesa ou café da manhã.

1 COPO
1 manga descascada
   e sem caroço
¼ de melão-cantalupo
   descascado e sem
   sementes
150 g de iogurte
   probiótico natural
1 colher (sopa) de
   sementes de chia

Coloque todos os ingredientes em um liquidificador e bata até formar um smoothie espesso.

Sopa de abóbora assada com cenoura e gengibre

Esta sopa é tão reconfortante e deliciosa... Uma iguaria perfeita para o inverno! Também funciona muito bem como uma base para curry, se sobrar. É rica em carotenoides e gingeróis anti-inflamatórios.

2 A 3 PORÇÕES

4 cenouras grandes picadas com casca
½ abóbora (tipo menina ou paulista) grande picada com casca
1½ colher (sopa) de azeite de oliva
sal marinho
1 cebola roxa grande bem picada
2 dentes de alho bem picados
1 pedaço de 2,5 cm de gengibre fresco, descascado e bem picado
500 ml de caldo de legumes (talvez não use tudo)
sementes de abóbora e pimentão vermelho em tirinhas para servir (opcional)

Preaqueça o forno a 190 °C.

Coloque as cenouras e a abóbora em uma assadeira, regue com ½ colher (sopa) de azeite, tempere com uma pitada de sal e asse por cerca de 30 minutos, até que esteja macio e as bordas começando a caramelizar.

Em uma panela grande, refogue a cebola, o alho e o gengibre na colher (sopa) restante de azeite, com uma boa pitada de sal marinho, até que a cebola esteja macia.

Coloque as cenouras e a abóbora cozidas na panela com a cebola e o alho e acrescente caldo o suficiente para cobrir os vegetais. Cozinhe por 5 minutos sem levantar fervura. Em seguida, despeje em um liquidificador ou processador de alimentos e bata para fazer uma sopa homogênea. Sirva com sementes de abóbora e pimentão vermelho, se quiser.

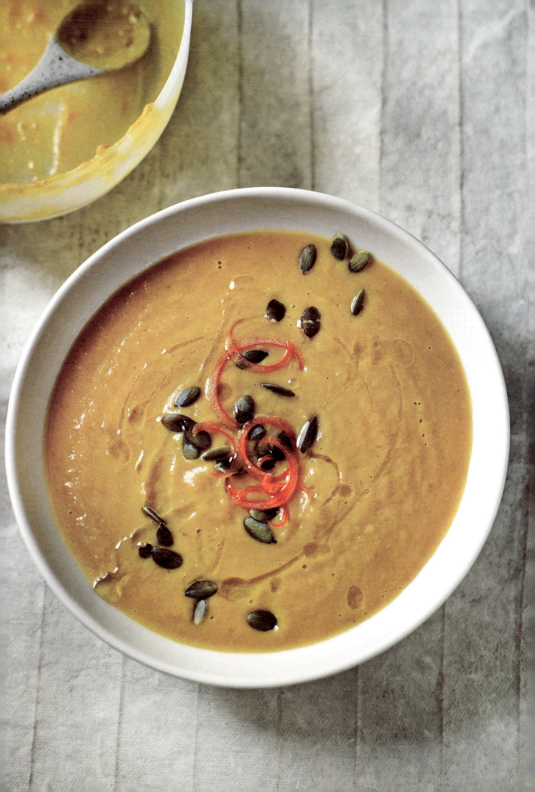

Smoothie de abacaxi com coco

Este smoothie é muito refrescante, alimenta e é rico da enzima anti-inflamatória bromelina.

1 COPO GRANDE OU 2 PEQUENOS

½ abacaxi grande descascado e sem olhos
400 ml de leite de coco
¼ de colher (chá) de açafrão-da-terra (cúrcuma)

Coloque todos os ingredientes em um liquidificador e bata até formar um smoothie espesso.

Espaguete com pimentão, anchovas e alcaparras

Comida simples, saudável e reconfortante! É perfeito para um fim de semana preguiçoso ou para um daqueles momentos nos quais você quer algo simples, mas que alimente bem.

1 PORÇÃO

60 g de espaguete de trigo integral
½ cebola roxa fatiada
1 colher (sopa) de azeite de oliva
sal marinho e pimenta-do-reino moída na hora
1 pimentão vermelho sem sementes, bem picado
1 lata pequena (50 g) de filés de anchova (reserve o óleo)
½ colher (chá) de alcaparras, escorridas e lavadas
queijo parmesão ralado bem fino, para servir

Coloque o espaguete em uma panela e cubra com água fervente. Cozinhe sem ferver, até que a massa esteja *al dente* (verifique as instruções da embalagem).

Refogue a cebola no azeite com 1 pitada de sal marinho, até que esteja macia.

Acrescente o pimentão vermelho e continue refogando por mais 5 a 7 minutos, até que esteja macio também.

Junte o espaguete escorrido, as anchovas com o seu óleo, as alcaparras e misture até mesclar bem os ingredientes.

Coloque em uma tigela para servir e finalize com parmesão e pimenta-do-reino a gosto.

Salmão assado com purê de abóbora e especiarias

Este prato tem uma aparência ótima, com cores profundas e reconfortantes, além de boas quantidades do importante ômega 3 anti-inflamatório.

1 PORÇÃO

1 colher (chá) de óleo de gergelim
2 colheres (chá) de molho de soja
1 colher (chá) de mel
1 filé grande de salmão
½ abóbora-menina média com casca, picada
2 colheres (chá) de azeite de oliva
sal marinho e pimenta--do-reino moída na hora
1 colher (chá) de canela em pó
brotos de ervilha para servir (opcional)

Preaqueça o forno a 190 °C.

Misture o óleo de gergelim, o molho de soja e o mel para fazer uma marinada. Deixe o salmão marinando por pelo menos 30 minutos, virando uma vez na metade do processo, se puder.

Coloque a abóbora em uma assadeira, regue com azeite, tempere com uma pitada de sal e pimenta e asse por cerca de 40 minutos, virando ocasionalmente.

Transfira a abóbora assada para um processador de alimentos. Junte 3 colheres (sopa) de água e polvilhe canela por cima. Bata até obter um purê homogêneo.

Enquanto isso, coloque o salmão marinado em uma assadeira e despeje o restante da marinada sobre ele. Asse por cerca de 20 minutos, até que esteja levemente cozido e a marinada começando a caramelizar.

Espalhe uma camada generosa do purê de abóbora no centro do prato e coloque o filé de salmão por cima. Sirva com um pouco de brotos de ervilha (opcional).

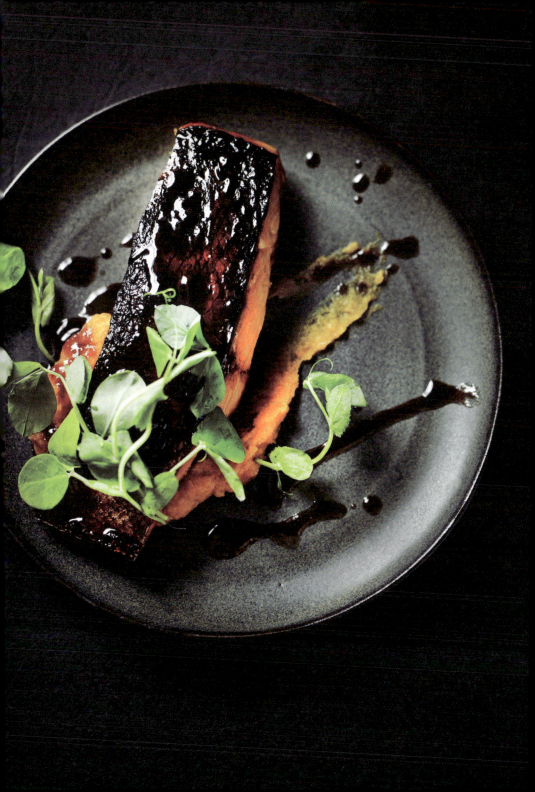

Kebabs de atum e pimentão com salada de espinafre e damasco

Estes espetinhos são um tanto especiais! Filé de atum fresco pode ser um pouco caro, mas é um excelente ingrediente para um capricho ocasional. É uma fonte fantástica de ácidos graxos ômega 3, além do mineral selênio.

1 PORÇÃO

1 filé grande de atum, cortado em cubos
½ pimentão vermelho sem sementes, cortado em quadrados
sal marinho e pimenta--do-reino moída na hora
2 punhados de espinafre baby
4 a 5 damascos secos cortados ao meio

Para o molho

2 colheres (sopa) de azeite de oliva extravirgem
1 colher (chá) de vinagre balsâmico
½ colher (chá) de mel
¼ de colher (chá) de cominho em pó

Deixe dois espetinhos de madeira de molho em água por 30 minutos, para que não queimem ao grelhar. Preaqueça o grill (dourador) do forno na temperatura mais alta.

Distribua o atum e o pimentão pelos espetinhos, intercalando os dois. Tempere com sal e pimenta. Depois, coloque-os em uma assadeira forrada com papel-alumínio e disponha sob o grill, no forno preaquecido. Grelhe por 6 a 7 minutos, virando com frequência (ou menos, se quiser a carne mais rosada).

Misture o espinafre com os damascos. Bata os ingredientes do molho separadamente, para formar uma emulsão. Despeje o molho sobre a salada e misture bem.

Coloque a salada no centro do prato para servir e cruze os espetinhos por cima.

Wrap de abacate com salmão defumado, espinafre e maionese cítrica
Muito mais leve que os típicos sanduíches, é rico em ômega 3, ferro e vitaminas do complexo B, e pode ser levado para qualquer lugar.

1 PORÇÃO
2 colheres (sopa) de maionese
suco de ½ limão-siciliano
pimenta-do-reino moída na hora
1 tortilha integral tipo pão-folha para wrap
3 a 4 fatias de salmão defumado
½ abacate descascado e fatiado
1 punhado de espinafre baby

Misture a maionese com o suco de limão e um pouco de pimenta-do-reino. Reserve.

Abra o pão-folha e cubra com o salmão defumado e o abacate.

Espalhe a maionese de limão e finalize o wrap com o espinafre antes de enrolar firmemente. Coma!

Curry de batata-doce com espinafre

A beleza deste prato não está apenas na simplicidade do preparo, mas também em seus nutrientes, por ser rico em compostos anti-inflamatórios e componentes prebióticos.

2 PORÇÕES

1 colher (sopa) de azeite de oliva
2 cebolas roxas em fatias finas
2 dentes de alho grandes bem picados
1 colher (chá) de gengibre fresco ralado
2 pimentas verdes em fatias finas
1 colher (chá) de sementes de coentro em pó
1 colher (chá) de cominho em pó
1 colher (chá) de grãos de mostarda-preta
1 colher (chá) cheia de açafrão-da-terra (cúrcuma)
800 g de batata-doce média com casca, picada
375 ml de caldo de legumes
150 g de espinafre picado grosseiramente
1 punhado grande de folhas de coentro fresco picadas grosseiramente
1 colher (sopa) de amêndoas torradas em lâminas
1 colher (sopa) de coco seco ralado

Aqueça o azeite em uma panela grande e cozinhe as cebolas, o alho, o gengibre e as pimentas. Quando as cebolas estiverem macias, acrescente todos os temperos e aqueça até que soltem os aromas.

Junte a batata-doce e o caldo, cozinhando sem ferver por 15 a 20 minutos, ou até a batata ficar macia.

Nesse momento, acrescente o espinafre. Assim que o espinafre murchar, o curry está pronto para ser servido com folhas de coentro, decorado com lâminas de amêndoas e salpicado com coco ralado.

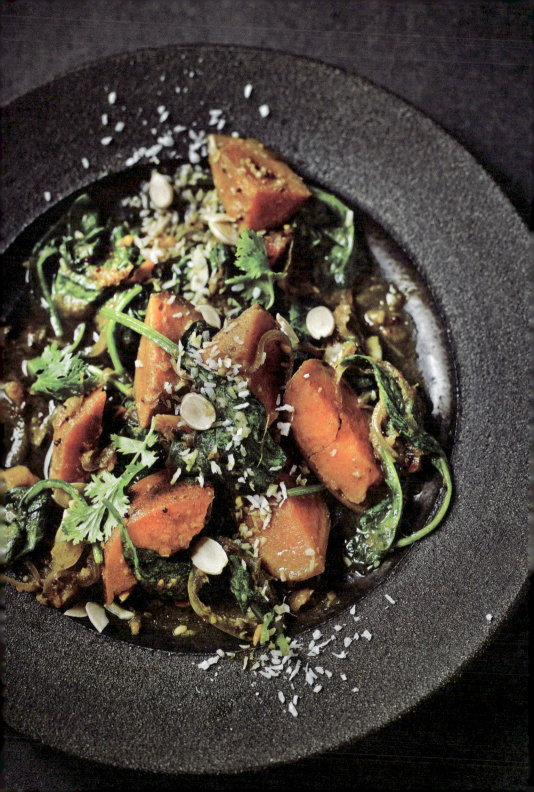

Peito de frango assado com salsa de abacaxi e vegetais condimentados

Este prato une diversos ingredientes anti-inflamatórios poderosos em uma refeição noturna simples e rápida. Às vezes é possível comprar abacaxi fresco já preparado em pacotes pequenos, o que ajuda a evitar desperdício de tempo e comida.

1 PORÇÃO

1 peito de frango grande

120 g de abacaxi fresco bem picado

1 cebolinha bem picada

sal marinho e pimenta-do-reino moída na hora

1 cebola roxa grande cortada ao meio e fatiada

1 pedaço de 3 cm de gengibre fresco, descascado e bem picado

2 dentes de alho bem picados

1 colher (sopa) de azeite de oliva

1 abobrinha grande fatiada

2 punhados de espinafre baby

¼ de colher (chá) de cominho em pó

¼ de colher (chá) de açafrão-da-terra (cúrcuma)

¼ de colher (chá) de curry em pó

¼ de colher (chá) de canela em pó

Preaqueça o forno a 200 °C. Coloque o peito de frango em uma assadeira e asse por 20 minutos.

Enquanto isso, misture o abacaxi com a cebolinha, acrescente um pouco de pimenta-do-reino e mexa bem.

Refogue a cebola, o gengibre e o alho no azeite, com uma pitada de sal marinho, até que a cebola esteja macia. Junte a abobrinha e continue refogando por 5 a 8 minutos, até ficar macia.

Acrescente o espinafre e os temperos. Misture bem e refogue até que o espinafre murche.

Disponha os vegetais no centro de um prato para servir, coloque o peito de frango por cima e então regue com uma porção generosa da salsa de abacaxi.

Bolo de frango com raízes assadas

Adoro bolo de carne, mas se você estiver tratando inflamações, eu recomendaria reduzir o consumo de carne vermelha um pouco para diminuir a ingestão de ácido araquidônico. Frango é uma ótima alternativa e funciona muito bem com estas especiarias.

4 PORÇÕES

400 g de peito de frango sem pele
1 ovo levemente batido
½ talo de capim-limão (apenas as partes macias e mais claras) bem picado
1 maço pequeno de coentro fresco picado grosseiramente
2 cebolinhas bem picadas
1 colher (sopa) de molho de pimenta vermelha adocicado
1 colher (chá) de açafrão--da-terra (cúrcuma)
sal marinho e pimenta--do-reino moída na hora
manteiga sem sal para untar

Preaqueça o forno a 180 °C.

Coloque o peito de frango em um processador de alimentos e bata até ficar bem picado. Misture a carne picada com o restante dos ingredientes e uma pitada generosa de sal e pimenta.

Pressione a mistura em uma fôrma de pão média untada e asse por cerca de 40 minutos.

Sirva com uma salada de acompanhamento ou verduras refogadas.

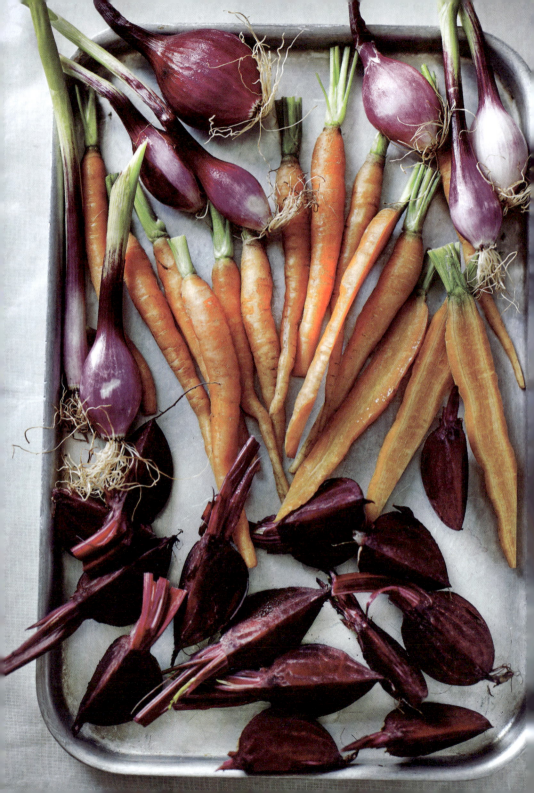

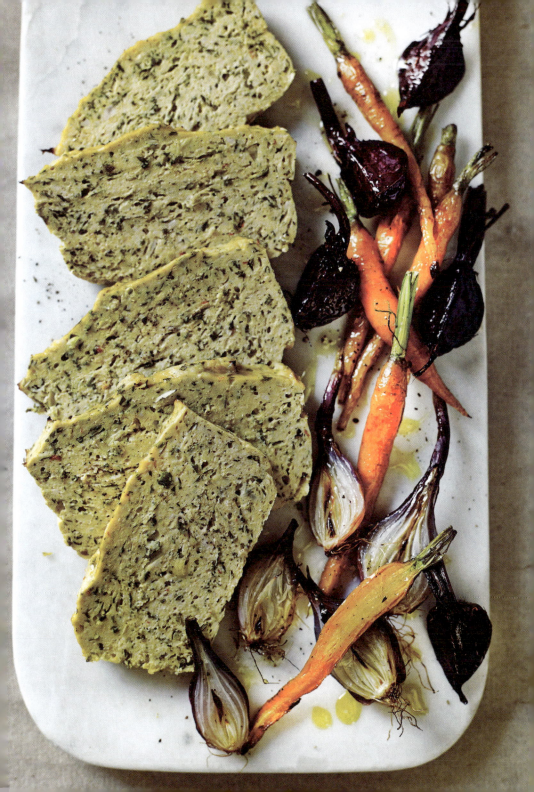

Hambúrgueres de salmão com salsa de abacate e salada de espinafre e morango com molho balsâmico

Pode parecer uma combinação esquisita, mas eu a descobri por acidente... bem, usando sobras da geladeira, para ser mais específico. Experimente e descobrirá como fica delicioso!

2 PORÇÕES

½ abacate descascado
3 tomates italianos
½ pimenta vermelha
sal marinho e pimenta--do-reino moída na hora
2 filés de salmão sem pele, picados
1 dente de alho bem picado
1 colher (sopa) de folhas de salsa picadas
1 colher (sopa) de folhas de coentro picadas
1 colher (sopa) de azeite de oliva, mais 2 colheres (chá)
1 colher (chá) de vinagre balsâmico
1 punhado de espinafre baby
6 a 7 morangos cortados ao meio

Prepare a salsa picando o abacate, os tomates e a pimenta. Tempere os ingredientes com um pouco de pimenta-do-reino.

Coloque os filés de salmão, o alho, as ervas e uma pitada de sal marinho em um processador de alimentos. Bata até obter uma mistura picada uniforme.

Remova a mistura, divida pela metade e deixe cada parte com o formato de um hambúrguer.

Use as 2 colheres (chá) de azeite para fritar esses hambúrgueres por cerca de 5 minutos de cada lado, até que estejam dourados.

Misture 1 colher (sopa) de azeite restante com o vinagre balsâmico e bata até formar um molho.

Coloque o espinafre no prato, acrescente os morangos sobre as folhas e tempere com o molho.

Coloque os hambúrgueres por cima e, em seguida, cubra-os com a salsa de abacate.

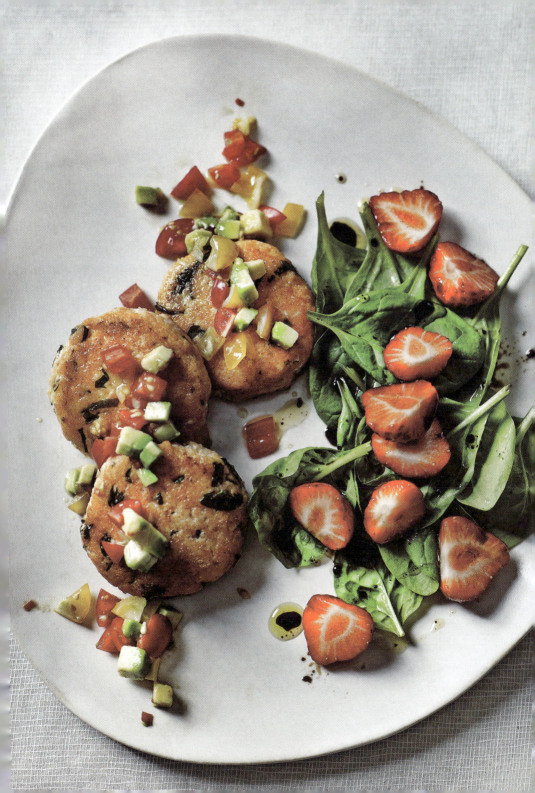

ÍNDICE REMISSIVO

Clare Hulton: realmente estamos cozinhando com gás agora! Excelente trabalho. Obrigado! Jenny Liddle: você é incansável no que faz! Tanya Murkett: como sempre, por me apoiar e me ajudar independentemente do que aconteça!
Um muito obrigado a toda a equipe da Quadrille, Smith & Gilmour, Martin Poole e Aya Nishimura. Catherine Tyldesley, Gaby Roslin e a todas as pessoas maravilhosas que têm apoiado meu trabalho e minha carreira. Ramsay e Candy. Mãe e pai.

ADMINISTRAÇÃO REGIONAL DO SENAC NO ESTADO DE SÃO PAULO
Presidente do Conselho Regional: Abram Szajman
Diretor do Departamento Regional: Luiz Francisco de A. Salgado
Superintendente Universitário e de Desenvolvimento: Luiz Carlos Dourado

EDITORA SENAC SÃO PAULO
Conselho Editorial: Luiz Francisco de A. Salgado
Luiz Carlos Dourado
Darcio Sayad Maia
Lucila Mara Sbrana Sciotti
Jeane Passos de Souza

Gerente/Publisher: Jeane Passos de Souza (jpassos@sp.senac.br)
Coordenação Editorial: Márcia Cavalheiro R. de Almeida (mcavalhe@sp.senac.br)
Administrativo: Luís Américo Tousi Botelho (luis.tbotelho@sp.senac.br)
Comercial: pedido@sp.senac.br

Projeto Gráfico Original: Smith & Gilmour
Fotos: Martin Poole
Ilustrações: Blindsalida
Montagem dos Pratos: Aya Nishimura
Acessórios: Polly Webb-Wilson e Wei Tang
Produção: Tom Moore
Edição e Preparação de Texto: Heloisa Hernandez
Tradução: Luís Henrique Fonseca
Revisão Técnica: Fabíola Estela Domingues
Revisão de Texto: Bianca Rocha, Janaina Lira, Luiza Elena Luchini (coord.)
Editoração Eletrônica: Marcio S. Barreto, Veridiana Freitas
Impresso na China

Tradução de *The Medicinal Chef – Digestion – Eat Your Way To Better Health*
© Dale Pinnock, texto, 2015
© Martin Poole, fotos, 2015
© Quadrille Publishing Ltd., projeto gráfico e layout, 2015

EDITORA SENAC SÃO PAULO
Rua 24 de Maio, 208 – 3º andar – Centro – CEP 01041-000
Caixa Postal 1120 – CEP 01032-970 – São Paulo – SP
Tel. (11) 2187-4450 – Fax (11) 2187-4486
E-mail: editora@sp.senac.br
Home page: http://www.editorasenacsp.com.br

Edição brasileira © 2017 Editora Senac São Paulo

Dados Internacionais de Catalogação na Publicação (C.
(Jeane Passos de Souza – CRB 8ª/6189)

Pinnock, Dale
Digestão: alimentos benéficos e receitas para o dia a di
Dale Pinnock; tradução de Luís Henrique Fonseca. – São Pau
Editora Senac São Paulo, 2017. (Chef Medicinal)

Título original: Digestion: eat your way to better health
(The medicinal chef)
Bibliografia.
ISBN 978-85-396-1203-1

1. Alimentação saudável 2. Alimento funcional 3. Nutriç
e dietética (receitas) 4. Sistema digestório I. Fonseca, Luís
Henrique. II. Título.

17-475s   CDD-6:
                                               BISAC CKB104
                                               MED0220

Índice para catálogo sistemático:

1. Alimentação saudável : Nutrição e dietética   613.2